Avaliação da efetividade do Oseltamiv...

Luana Lenzi
Roberto Pontarolo

Avaliação da efetividade do Oseltamivir

Opção Terapêutica no tratamento da Nova Influenza A (H1N1)

Novas Edições Acadêmicas

Impressum / Impressão

Bibliografische Information der Deutschen Nationalbibliothek: Die Deutsche Nationalbibliothek verzeichnet diese Publikation in der Deutschen Nationalbibliografie; detaillierte bibliografische Daten sind im Internet über http://dnb.d-nb.de abrufbar.
Alle in diesem Buch genannten Marken und Produktnamen unterliegen warenzeichen-, marken- oder patentrechtlichem Schutz bzw. sind Warenzeichen oder eingetragene Warenzeichen der jeweiligen Inhaber. Die Wiedergabe von Marken, Produktnamen, Gebrauchsnamen, Handelsnamen, Warenbezeichnungen u.s.w. in diesem Werk berechtigt auch ohne besondere Kennzeichnung nicht zu der Annahme, dass solche Namen im Sinne der Warenzeichen- und Markenschutzgesetzgebung als frei zu betrachten wären und daher von jedermann benutzt werden dürften.

Informação biográfica publicada por Deutsche Nationalbibliothek: Nationalbibliothek numera essa publicação em Deutsche Nationalbibliografie; dados biográficos detalhados estão disponíveis na Internet: http://dnb.d-nb.de.
Os outros nomes de marcas e produtos citados neste livro estão sujeitos à marca registrada ou a proteção de patentes e são marcas comerciais registradas dos seus respectivos proprietários. O uso dos nomes de marcas, nome de produto, nomes comuns, nome comerciais, descrições de produtos, etc. Inclusive sem uma marca particular nestas publicações, de forma alguma deve interpretar-se no sentido de que estes nomes possam ser considerados ilimitados em matérias de marcas e legislação de proteção de marcas e, portanto, ser utilizadas por qualquer pessoa.

Coverbild / Imagem da capa: www.ingimage.com

Verlag / Editora:
Novas Edições Acadêmicas
ist ein Imprint der / é uma marca de
OmniScriptum GmbH & Co. KG
Heinrich-Böcking-Str. 6-8, 66121 Saarbrücken, Deutschland / Niemcy
Email / Correio eletrônico: info@nea-edicoes.com

Herstellung: siehe letzte Seite /
Publicado: veja a última página
ISBN: 978-3-639-68012-6

"A diversidade desperta em nós capacidades
que, em circunstâncias favoráveis, teriam
ficado adormecidas"

Horácio

Ao Criador, ao meu esposo, ao meu filho e
aos meus amigos que de muitas formas me
incentivaram e ajudaram para que fosse
possível a concretização deste trabalho.

2

AGRADECIMENTOS

Do berço à tumba há um caminho que todos têm de transpor: de passo a passo – um espinho, de légua em légua - uma flor. Em primeiro lugar, agradeço ao Poderoso, pelas bênçãos concedidas, e ao Sacerdote da nossa casa, por interceder por mim, por me orientar e me aconselhar nos momentos de dificuldade.

Gratidão é uma sensação agradável que cresce onde sementes são lançadas, floresce sob o sol. Quase todos têm motivos para a gratidão, quando pessoas em nossas vidas têm tempo para partilhar e nos fazer saber por bons atos que nós estamos em seus pensamentos e que elas se importam. Mesmo que tivesse em minhas mãos todo o perfume das rosas, toda a beleza do céu, toda a pureza dos anjos, toda a inocência das crianças, toda a grandeza do mar e toda a força das ondas, nada teria sentido se eu não tivesse o presente mais valioso, mais nobre e mais sagrado que Deus pode me dar: a amizade e o companheirismo de pessoas especiais.

Ao meu filho amado Benjamim, minha razão de viver. Ao Benny, meu esposo e companheiro, pelo seu apoio, dedicação e carinho.

Ao Professor Roberto Pontarolo, mestre dedicado, amigo presente e verdadeiro orientador. Com seus ensinamentos mostrou-me no decorrer destes anos que gestos de compreensão, ternura e respeito são partes fundamentais de uma grande amizade.

Aos excelentes profissionais da SESA-PR e CEMEPAR, que nos auxiliaram na realização deste trabalho. Agradecimentos especiais à Dra Ângela Maron de Mello, Dr Lineu Roberto da Silva, Dra Marli Perozin e à Dra Mônica Holtz Cavichiolo Grochocki.

A CAPES, pela bolsa de mestrado.

3

RESUMO

O objetivo deste trabalho foi avaliar a efetividade do antiviral oseltamivir no tratamento da Nova Influenza A (H1N1). Este estudo foi realizado por meio da análise documental e retrospectiva dos casos ocorridos no Estado do Paraná, durante a pandemia de 2009. Para tanto, inicialmente a população afetada e o perfil clínico da doença foram caracterizados, por meio da estatística inferencial. Posteriormente, foram verificados quais os fatores que predispuseram os indivíduos aos desfechos avaliados, por meio da interpretação do OR obtido na construção de um modelo de regressão logística, com intervalo de confiança de 95%. Finalmente verificou-se se o oseltamivir foi efetivo, e sua efetividade foi comparada entre os possíveis subgrupos da população incluída no estudo, baseados na presença de fatores de risco relacionados aos desfechos, comparando-os com grupos controles formados pelos pacientes que não apresentavam esses fatores. A comparação da efetividade foi realizada pelo teste de Breslow Day, considerando como significativos os valores de $p < 0,05$. Além disso, verificou-se a possível relação entre o tempo decorrido entre o início dos sintomas e o início do tratamento com oseltamivir, relacionando com os desfechos, por meio da estatística inferencial e do teste-z. Ainda buscando evidenciar as vantagens ou desvantagens em relação ao tratamento, foram comparados os tempos de sobrevida dos pacientes tratados e não tratados com oseltamivir, utilizando a curva de Kaplan-Meier. Neste estudo foram utilizados dados de 4740 pacientes com diagnóstico laboratorial positivo realizado pela técnica de RT-PCR. Os pacientes foram subdivididos conforme a faixa etária, gênero, cor, escolaridade, presença de outras comorbidades associadas e uso ou não do medicamento oseltamivir. Dos pacientes infectados, 92% apresentavam menos de 50 anos de idade, e os maiores percentuais de óbitos ocorreram nos pacientes das faixas etárias de

4

20 a 59 anos. Os principais sintomas da doença foram febre, tosse, mialgia, coriza, calafrio e dor de garganta. Os fatores idade, escolaridade, presença e número de comorbidades associadas predispuseram o paciente ao óbito, ao aumentar as razões de chance para a ocorrência deste evento. Em contrapartida, o uso do oseltamivir demonstrou aumentar em 32,3 vezes as chances de cura do paciente tratado em relação ao que não recebeu o tratamento. Além disso, o oseltamivir demonstrou-se efetivo em todos os subgrupos da população; porém, nos pacientes tabagistas, a efetividade foi reduzida cerca de 7 vezes, quando comparada àquela dos pacientes não tabagistas. Dos pacientes tratados com oseltamivir, 11% evoluíram ao óbito, enquanto que no grupo dos pacientes não tratados, o percentual de óbitos foi de 80%. Em relação ao tempo para início da farmacoterapia, os resultados demonstraram que a efetividade é significativamente maior se o tratamento é iniciado em até três dias após o início da doença. Outro benefício encontrado para o oseltamivir no tratamento da Nova Influenza A (H1N1) foi a capacidade de aumentar, em média, 5,5 dias o tempo de sobrevida do paciente tratado, quando comparado ao não tratado.

Palavras-chave: Efetividade, Oseltamivir, Nova Influenza A (H1N1), Pandemia de 2009.

ABSTRACT

The objective of this work was to evaluate the effectiveness of the antiviral oseltamivir in the treatment of New Influenza A (H1N1). This study was conducted through documental and retrospective analysis of cases occurring in the State of Paraná, during the 2009 pandemic. For in such a way, the occurred cases had been initially characterized, as well as the affected population and the clinical profile of the illness, by means of the descriptive statistics. Subsequently we assessed the factors that predispose individuals to the outcomes through the interpretation of the OR obtained in the construction of a logistic regression model, with a rate of 95%.Finally it was verified if oseltamivir was effective, and its effectiveness was compared among the possible sub-groups of the population included in the study, based on the presence of risk factors related to the outcomes, comparing them with control groups formed by patients whose factors were absent. The comparison of the effectiveness was carried through by the test of Breslow Day, having considered as significant the values of $p < 0,05$. Moreover, it was verified possible relation between the time since the beginning of the symptoms and the beginning of the treatment with oseltamivir, relating to the outcomes, by means of the inferential statistcs and of the test-z. Still searching to evidence the advantages or disadvantages in relation to the treatment, was compared the survival times of patients treated and not treated with oseltamivir, using the curve of Kaplan-Meier. In this study data were collected from 4740 patients with positive laboratory diagnosis carried out by RT-PCR technique. The patients had been subdivided according to age, gender, color, education, comorbidity and associated use or not the drug oseltamivir. Of infected patients, 92% were under 50 years of age and highest percentage of deaths occurred in patients from ages 20 to 59 years. The main symptoms of the illness had been fever, cough, myalgia, coryza, chills and pain of throat. The factors age, education, presence and number of associates comorbidities, predisposed the patient to death, increasing the odds ratio for the occurrence of this event. On the other hand, the use of oseltamivir demonstrated to increase in 32,3 times the possibilities of cure of the patient treated in relation what it did not receive the treatment. Furthermore, oseltamivir has been shown effective in all subgroups of the population, however, in smokers, the effectiveness was reduced about 7 times compared to nonsmokers. Of patients treated with oseltamivir, 11% evolved to death, while the group of untreated patients, the percentage of deaths was 80%. In relation to the time for beginning of the pharmacotherapy, the results showed that effectiveness is significantly higher if treatment is initiated in up to three days after the beginning of the illness. Another benefit found for oseltamivir in the treatment of New Influenza A (H1N1) was the capacity to increase in 5.5 days the survival time of patients treated compared to untreated.

Key-words: Effectiveness, Oseltamivir, New Influenza A (H1N1), Pandemic of 2009.

LISTA DE FIGURAS

LISTA DE QUADROS

LISTA DE TABELAS

SUMÁRIO

1. INTRODUÇÃO

A gripe ou Influenza é uma doença respiratória aguda, viral, infecto-contagiosa e de distribuição universal. Apresenta elevada capacidade de propagação e difusão, repercutindo sobre a morbi-mortalidade de grupos específicos da população. Os vírus Influenza sofrem variações antigênicas frequentes e imprevisíveis. Quando a população não apresenta resistência imunitária às glicoproteínas de superfície da nova variante antigênica, pode-se desencadear uma pandemia, como a ocorrida em 2009 com um vírus Influenza A (H1N1). Neste episódio, a terapia medicamentosa disponível foi o oseltamivir, para o qual são escassos os estudos de avaliação da efetividade.

A obtenção do conhecimento acerca da efetividade do tratamento dos casos da Nova Influenza A (H1N1)/2009 com o antiviral oseltamivir, e a compreensão dos fatores que contribuíram para a cura ou para o óbito, podem ajudar a determinar estratégias de conduta para a adoção desta farmacoterapia nos diversos grupos da população. Além disso, os resultados deste estudo podem auxiliar as autoridades de saúde das esferas estadual e federal na determinação de protocolos de manejo, controle e prevenção, tanto para casos de Influenza como para outras doenças virais que atuem de forma semelhante.

Assim sendo, o objetivo deste trabalho foi avaliar retrospectivamente a efetividade do antiviral oseltamivir no tratamento da Nova Influenza A (H1N1), comparando-a entre os subgrupos da população. Para tanto, inicialmente foram caracterizados os perfis sócio-demográfico e clínico da população e o perfil clínico da doença. Com esses dados, buscou-se avaliar os fatores que predispuseram aos desfechos cura e óbito. Finalmente avaliou-se a efetividade do oseltamivir, comparando-a nos grupos com a presença e ausência dos fatores de risco. Relacionou-se ainda a sua efetividade com o tempo para início do tratamento.

13

Além do preparo para lidar com a possibilidade de uma nova pandemia e clinicamente mais grave, é preciso compreender o evento e suas possibilidades terapêuticas em maior profundidade, bem como propor estratégias para o uso racional do antiviral, a fim de evitar casos de resistência.

2. REVISÃO DE LITERATURA

2.1 INFLUENZA

A gripe ou Influenza é uma doença respiratória aguda, infecto-contagiosa, causada por um vírus que afeta principalmente as vias aéreas superiores (DE MATEO; LARRAURI; MESONERO, 2006). A palavra gripe procede da língua francesa *grippe*, por sua vez procedente do suíço-alemão *grüpi* e o termo *Influenza* procede do italiano (ALIJA, 2009).

Possui distribuição universal, ocorrendo habitualmente na forma sazonal ou endêmica, com surtos localizados. Os casos são distribuídos ao longo do ano, conforme características locais, com maior incidência de casos durante o inverno (TUMPEY; BELSER, 2009). Entretanto, pode aparecer como epidemia ou pandemia. Geralmente, as explosões epidêmicas são observadas nos 3 a 4 meses compreendidos entre o solstício de inverno e o equinócio da primavera (ALIJA, 2009).

Sua importância decorre da elevada capacidade de propagação e difusão e por repercutir sobre a morbidade e a mortalidade de grupos específicos da população (BADIA LLACH *et al.*, 2006; DE MATEO; LARRAURI; MESONERO, 2006). Geralmente apresenta maior incidência em idosos (acima dos 65 anos), crianças menores que 2 anos e doentes crônicos, com maior mortalidade em idosos (BADIA LLACH *et al.*, 2006). Porém, nas pandemias ou períodos epidêmicos, a maior parte da mortalidade ocorre na população com menos de 65 anos de idade (VAQUE RAFART; GIL CUESTA; BROTONS AGULLO, 2009). Segundo dados epidemiológicos, acredita-se que, tanto nas pandemias como na gripe sazonal, a população infantil é a responsável pela introdução, difusão e provavelmente pela manutenção da gripe na comunidade (CRUZ-CANETE *et al.*, 2007).

Atualmente a Influenza é considerada um dos maiores problemas de saúde pública, pois se estima que cerca de 10-20% da população mundial apresentem ao menos um episódio de Influenza ao ano (FORLEO-NETO *et al.*, 2003).

Sua transmissão ocorre por meio de aerossóis carregados com vírus procedentes de saliva, secreção nasal e bronquial. Em humanos, os vírus da gripe são expulsos nas secreções respiratórias, quando um indivíduo doente tosse, espirra ou fala. A transmissão de pessoa para pessoa por via respiratória pode ocorrer de forma direta, mediante a inalação desses aerossóis (gotículas infecciosas), ou indireta, pelo contato com fômites contaminados com o vírus. Em ambas as situações, a contaminação ocorre por auto-inoculação no trato respiratório superior, e pelas mucosas (oral, nasal ou conjuntiva). A transmissibilidade pode ocorrer antes mesmo de o indivíduo apresentar os primeiros sintomas (durante o período de incubação), até cerca de sete dias após o início da doença, e um único indivíduo infectado pode transmitir a doença para grande número de pessoas suscetíveis (TUMPEY; BELSER, 2009; BAUTISTA *et al* 2010.). Também pode ser transmitida por sangue e, raramente, por meio de fezes de pássaros infectados (ALIJA, 2009).

2.1.1 Aspectos Clínicos da Influenza

Os sintomas da gripe em humanos foram descritos por Hipócrates há 2400 anos (ALIJA, 2009), mas o espectro clínico do vírus da Influenza é bastante amplo. Pode apresentar-se como uma infecção viral assintomática, oligossintomática ou até mesmo infecção letal. A severidade da doença é alterada em diferentes contextos geográficos e em diferentes condições sazonais, podendo variar em função do vírus adaptar-se ou não ao seu novo hospedeiro (PEIRIS; POON; GUAN, 2009).

Seus principais sintomas são mialgia (dor muscular), estado febril agudo (38°C, que pode durar até 7 dias), mal-estar geral, calafrios, cefaleia (dor de cabeça), prostração, tosse, odinofagia (dor à deglutição), congestão nasal, coriza e artralgia. Diarreia e vômitos podem ocorrer, e são mais frequentes em crianças (TUMPEY; BELSER, 2009; BAUTISTA et al., 2010). Geralmente a evolução é benigna e autolimitada, com desaparecimento da febre, em média, em 3 dias. Por sua vez, os sintomas respiratórios associados podem persistir por 1 a 2 semanas, e até 6 semanas em pacientes imunodeprimidos. Eventualmente a febre pode ter evolução bifásica, mas, nestes casos, a etiologia bacteriana secundária deve ser afastada (CHANG et al., 2009; JEFFERSON et al., 2009; DUTKOWSKI, 2010; REDDY, 2010). Em geral a sintomatologia tem início súbito, após 1 a 4 dias de incubação (com média de 2 dias).

Para efeito da vigilância da Influenza, o Ministério da Saúde definiu (BRASIL, 2009) a síndrome gripal (SG) como "indivíduo com doença aguda (com duração máxima de cinco dias), apresentando febre (ainda que referida), acompanhada de tosse ou dor de garganta, na ausência de outros diagnósticos".

Essa definição clínica da doença é bastante ampla e pode ser confundida com outras patologias, como, por exemplo, a dengue (TEIXEIRA et al., 2010), o resfriado comum (FAÇANHA; PINHEIRO, 2004), a faringite (DOS SANTOS; BEREZIN, 2005), a brucelose (AL DAHOUK et al., 2003), a malária (DO AMARAL et al., 2003) e o tifo (CUNHA, 2004), dentre outras. Alguns dos sintomas das doenças cuja definição clínica pode confundir-se com a Influenza estão descritos no quadro 1.

QUADRO 1 – DOENÇAS CUJOS SINTOMAS CLÍNICOS PODEM ASSEMELHAR-SE COM OS SINTOMAS DA INFLUENZA.

DENGUE	RESFRIADO COMUM	FARINGITE	MALÁRIA	BRUCELOSE	TIFO
Adenopatia	Coriza	Dificuldade em deglutir	Calafrio	Artralgia	Artralgia
Artralgia	Dispneia		Cefaleia	Calafrios	Calafrios
Cefaleia	Odinofagia[a]	Fadiga	Epigastralgia	Cefaleia	Cefaleia
Diarreia	Dor ouvido	Febre	Febre	Febre	Dor abdominal
Dor abdominal	Prostração	Náuseas	Náuseas	Mal-estar	Exantema
Dor retro-orbitária	Tosse	Odinofagia[a]	Vômitos	Prostração	Mialgia
Febre alta[b]		Tosse			Febre Alta[b]
Fraqueza					Prostração
Mialgia					Vômitos
Náuseas					
Prostração					
Vômitos					

[a] Dor à deglutição
[b] (>39°C)
FONTE: O autor (2010)

Em idosos, crianças muito novas, na presença de fatores de risco associados, comorbidades e gestação, o quadro clínico pode evoluir a uma forma mais grave (CHANG et al., 2009; HANSHAOWORAKUL et al., 2009; DUTKOWSKI, 2010; REDDY, 2010). As complicações que podem ocorrer são sinusite, infecção no ouvido (otite), pneumonia, desidratação, ou ainda, piora das doenças crônicas, como, por exemplo, insuficiência cardíaca, asma ou diabetes. Pneumonia primária por Influenza ocorre predominantemente em pessoas com doenças cardiovasculares (especialmente com estenose mitral), doença reumática ou em gestantes (DUTKOWSKI, 2010).

Dentre essas possíveis complicações, a mais frequente é a pneumonia, podendo ser viral ou bacteriana (REDDY, 2010).

As principais causas de mortalidade decorrem de comprometimento respiratório, que eleva a gravidade clínica do paciente. O intenso comprometimento respiratório associado aos quadros graves de Influenza é descrito como Síndrome Respiratória Aguda Grave (SRAG). Esse quadro clínico é caracterizado quando um indivíduo de qualquer idade apresenta

18

febre superior a 38°C, tosse e dispneia, acompanhada ou não de manifestações gastrintestinais ou de sinais e sintomas tais como aumento da frequência respiratória (> 25 IRPM - Incursões Respiratórias por Minuto) e/ou hipotensão. Em crianças, além dos sinais e sintomas descritos, também podem ser observados batimentos de asa de nariz, cianose, tiragem intercostal, desidratação e inapetência. O quadro clínico pode ou não ser acompanhado de alterações laboratoriais e radiológicas. Nas alterações laboratoriais, podem ser evidenciadas leucocitose, leucopenia ou neutrofilia. Ao exame de radiografia de tórax podem ser visualizados infiltrado intersticial localizado ou difuso ou presença de área de condensação (BRASIL, 2009).

Quanto ao manejo da gripe, os fármacos comumente chamados de antigripais (analgésicos, antipiréticos e antitussígenos) são utilizados para tratamento sintomático (BADIA LLACH et al., 2006).

2.1.2 Agente Etiológico da Influenza

O agente etiológico da gripe é o vírus *Myxovirus Influenzae*, pertencente à Família *Orthomyxoviridae,* sendo denominado popularmente de vírus Influenza. É pleomórfico, com tamanho que varia de 80 a 120 nanômetros (nm) (SULLIVAN *et al.*, 2009; HUI; LEE; CHAN, 2010).

Os vírus Influenza são partículas envelopadas de RNA negativo, de fita simples, que está associado a uma nucleoproteína helicoidal (NP) e fragmentado em oito porções de ribonucleoproteínas (RNP). O envoltório é lipoproteico e revestido por uma proteína antigênica – a proteína matriz (M), que define o tipo do vírus em A, B, ou C. Apenas os vírus do tipo A e B têm relevância clínica em humanos (TUMPEY; BELSER, 2009; HO; WANG; LIU, 2010; PIELAK; CHOU, 2011). Na superfície externa do envoltório ou membrana celular do vírus Influenza, há ainda duas glicoproteínas, a Hemaglutinina (H) e a Neuraminidase (N), que possuem papel importante na patogênese viral, e cujas combinações determinam o subtipo viral. A natureza fragmentada do material genético do vírus Influenza induz altas taxas de mutação durante a fase de replicação, em especial da hemaglutinina e neuraminidase (GATHERER, 2009).

O vírus Tipo A é o mais instável e com maior frequência de mutações. Por apresentar maior variabilidade, é dividido em subtipos, de acordo com diferenças em suas glicoproteínas de superfície. No tipo A, a hemaglutinina varia de H1 a H16 e a neuraminidase de N1 a N9, conforme identificadas em diferentes espécies animais, permitindo mais de cem recombinações. Atualmente são conhecidas três hemaglutininas (H1, H2 e H3) e duas neuraminidases (N1 e N2) presentes nos vírus Influenza do tipo A, adaptados para infectar seres humanos. O seu reservatório natural são as aves silvestres aquáticas. Entretanto, podem infectar diferentes aves domésticas e silvestres, além de mamíferos de várias espécies, dentre os quais estão, os suínos, equinos, bovinos, caninos, felinos, animais marinhos e humanos. É responsável pelas epidemias e pandemias com quadros clínicos mais graves, por vezes fatais (GATHERER, 2009; MORENS; TAUBENBERGER; FAUCI, 2009; SESA, 2009).

Os vírus Influenza apresentam maior resistência em ambiente seco e frio, podendo conservar sua capacidade infectante durante uma semana à temperatura do corpo humano, durante 30 dias a 0 °C e por muito mais tempo a temperaturas menores. No entanto, podem ser facilmente inativados mediante o uso de detergentes ou desinfetantes (ALIJA, 2009).

A característica do vírus Influenza em sofrer variações antigênicas frequentes e imprevisíveis o coloca em posição de destaque entre as doenças emergentes. Estas mutações ocorrem de forma independente e habitualmente provocam o aparecimento de novas variantes para as quais a população ainda não apresenta imunidade (MORENS; TAUBENBERGER; FAUCI, 2009). Dessa forma, os vírus Influenza conseguem multiplicar o número de casos de forma exponencial em populações não imunes e na ausência de ações de controle oportunas e coordenadas.

Os vírus que produzem a gripe sazonal são os dois subtipos atualmente circulantes: o A (H3N2), estabelecido em 1968, e o A (H1N1) reintroduzido em 1977. Este último, que protagonizou a pandemia de 1918, deixou de circular em 1957, ao emergir o A (H2N2), e reapareceu em 1977, após escapar acidentalmente de um laboratório (VAQUE RAFART; GIL CUESTA; BROTONS AGULLO, 2009).

2.1.2.1 Ciclo Viral

Os vírus se replicam nas células epiteliais colunares do trato respiratório e, a partir daí, misturam-se às secreções respiratórias, podendo assim ser espalhados por pequenas partículas de aerossol geradas durante o ato de espirrar, tossir ou falar.

Os receptores para os vírus da gripe humana são cadeias glicanas longas,
terminadas em ácidos siálicos ligados à galactose por uma ligação alfa-2,6. Esses receptores são expressos em células epiteliais da mucosa respiratória do trato nasal, seios paranasais, faringe, traqueia, brônquios, bronquíolos e alvéolos, mas sua abundância varia conforme o local (KUIKEN; TAUBENBERGER, 2008).

As duas glicoproteínas da membrana do vírus da gripe, a hemaglutinina (H) e a neuraminidase (N), reconhecem ácido siálico. O início da infecção pelo vírus envolve várias ligações aos ácidos siálicos em carboidratos de cadeias laterais de glicoproteínas e glicolipídeos da superfície celular. A Hemaglutinina (H) é responsável pela ligação do vírus ao receptor da célula do hospedeiro que contém o ácido siálico. Também estimula a produção de anticorpos que conferem imunidade na reinfecção pela mesma hemaglutinina (RUSSELL et al., 2008; GAMBLIN; SKEHEL, 2010).

21

Além de seu papel na ligação ao receptor de ácido siálico, a H também é uma glicoproteína de fusão de membrana. Os vírus ligados ao receptor são levados aos endossomos, e, na etapa de acidificação, as H são ativadas para fundir o vírus com a membrana endossomal. A ativação envolve extensas mudanças na conformação da H (RUSSELL *et al.*, 2004).

Após a endocitose mediada pela ligação da H com o ácido siálico, os complexos de ribonucleoproteína viral (RNPv) são liberados para dentro do citoplasma e posteriormente transportados para o núcleo da célula, onde ocorrem a replicação e transcrição, conforme ilustrado no esquema da figura 1. Moléculas de RNA mensageiros são exportados para o citoplasma para a tradução. Após a síntese no citoplasma, as proteínas virais requeridas para a replicação e transcrição são transportadas de volta para o núcleo. Outras proteínas virais sintetizadas, denominadas de M1 e NS2, facilitam a exportação da nova RNPv.

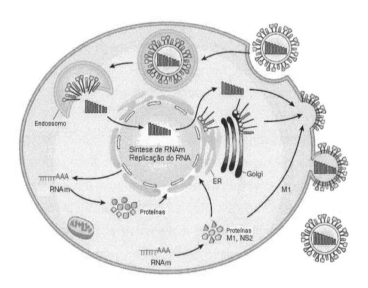

FIGURA 1 – DIAGRAMA ESQUEMÁTICO DO CICLO DE REPLICAÇÃO DO VÍRUS INFLUENZA
FONTE: Adaptado de NEUMANN et al, 2009.

Ao final do processo repicativo, a liberação do novo vírus formado ocorre pela membrana plasmática, por processo de brotamento (NEUMANN; NODA; KAWAOKA, 2009). A Neuraminidase (N) cliva a ligação da Hemaglutinina (H) com o acido siálico, liberando o vírus da célula hospedeira, para que possa infectar outras células (RUSSELL et al., 2008; GAMBLIN; SKEHEL, 2010).

As atividades das duas glicoproteínas são alvos dos anticorpos que bloqueiam a infecção e, como resultado da pressão da resposta imune, as propriedades antigênicas das glicoproteínas variam quando infecções repetidas ocorrem durante uma pandemia (SKEHEL; WILEY, 2000; GAMBLIN; SKEHEL, 2010).

A ligação do receptor é específica da espécie. Assim, cada subtipo apresenta determinado tropismo tecidual, conferindo um importante papel no reconhecimento do ácido siálico para a patogenia do vírus (GAMBLIN; SKEHEL, 2010). Entretanto, durante a variação antigênica, muitas alterações nas sequências de aminoácidos ocorrem próximo ao sítio de ligação ao receptor. Algumas destas influenciam na afinidade e especificidade da ligação ao receptor, ou podem alterar a preferência do receptor pelo vírus pandêmico ou pelo seu precursor (MATROSOVICH et al., 2000). A suscetibilidade aos vírus Influenza é universal; porém, a imunidade é específica para cada subtipo (HO; WANG; LIU, 2010).

2.2 PANDEMIAS DE INFLUENZA

Uma pandemia é um evento global que se materializa em uma série de epidemias, acometendo extensos contingentes da população. Pode se estender em um horizonte de eventos de um ano ou mais, de gravidade variável (PEIRIS; POON; GUAN, 2009). As pandemias apresentam extrema importância pelo seu impacto mundial, devido à rápida disseminação e às elevadas taxas de ataque e de letalidade, observadas conforme a área de ocorrência (TUMPEY; BELSER, 2009). Esse impacto é reflexo da interação entre a variação antigênica viral, o nível de proteção da população para as cepas circulantes e o grau de virulência dos vírus. Além disso, é importante ressaltar que os vírus Influenza pandêmicos nunca se comportam de maneira igual aos vírus sazonais (MORENS; TAUBENBERGER; FAUCI, 2009).

As pandemias gripais ocorrem quando se concretizam três requisitos principais. O primeiro é a emergência e disseminação de um vírus Influenza que possua uma hemaglutinina ou uma combinação de hemaglutinina e neuraminidase para a qual a maior parte da população não tenha sido exposta, ou seja, não possua resistência imunitária. Essas novas combinações são geradas pelo rearranjo durante a transmissão interespécies (NEUMANN; NODA; KAWAOKA, 2009). O segundo é a capacidade de replicar-se em humanos, e o terceiro é o potencial de transmissão eficiente de pessoa a pessoa (VAQUE RAFART; GIL CUESTA; BROTONS AGULLO, 2009).

Na natureza, os vírus Influenza circulam continuamente entre os animais, principalmente entre as aves. Ocasionalmente, esses vírus podem transformar-se em um vírus pandêmico. Frente a essa situação, visando a elaboração de um plano de preparo para o manejo e controle da situação, a Organização Mundial da Saúde (OMS) definiu 6 fases de alerta de uma pandemia de Influenza. Essas definições foram revisadas em 2009, a fim de facilitar a compreensão e incorporação das medidas sanitárias por parte das autoridades de saúde de cada país.

A *Fase 1* de alerta pandêmico é definida pela existência de um vírus de circulação predominante entre os animais, sem registro de causar infecção em humanos. Na *Fase 2*, é referida a infecção em humanos por um vírus circulante entre animais domésticos ou selvagens, sendo então considerado como uma cepa potencialmente pandêmica. Na *Fase 3*, um vírus Influenza animal, ou recombinante animal/humano, desencadeia casos

24

esporádicos ou pequenos surtos da doença em humanos, mas sem haver transmissão comunitária. A *Fase 4* é caracterizada pela transmissão de humanos para humanos de um vírus animal ou recombinante animal/humano capaz de provocar a transmissão sustentada na comunidade. Essa habilidade denota um significativo aumento no risco de ocorrência de uma pandemia, mas ainda não significa que haja uma pandemia. A *Fase 5* é caracterizada pela transmissão entre humanos difundida em pelo menos dois países. A declaração dessa fase é um forte indício de que uma pandemia é eminente e que o tempo para organizar, comunicar e implementar as medidas de um plano de mitigação é curto. A última fase, a *Fase 6*, é caracterizada pela transmissão comunitária em em mais de dois países de diferentes regiões mundiais. A designação desta fase irá indicar que uma pandemia global está prestes a ocorrer (WHO, 2010a).

Quando a atividade pandêmica começar a decrescer em relação aos níveis mundiais, é definido o *Período Pós-Pico*. Entretanto, é incerto que novas ondas poderão ocorrer, e, portanto, os países deverão preparar-se para a possibilidade de uma segunda onda pandêmica, cuja gravidade não pode ser prevista em relação ao primeiro episódio (WHO, 2010a).

O término da pandemia é designado como *Período Pós-Pandêmico*. A partir deste momento, os níveis de atividade da doença Influenza retornam aos observados na Influenza sazonal. Um esquema ilustrativo dessas fases de alerta definidos pela OMS, ao longo de um período pandêmico, pode ser visto na figura 2.

As Fases de 1 a 3 se correlacionam com o preparo das autoridades de saúde, incluindo a capacidade de desenvolvimento de planos de resposta, enquanto que as fases 4 a 6 são um claro sinal da necessidade de implementação das medidas de mitigação e contenção.

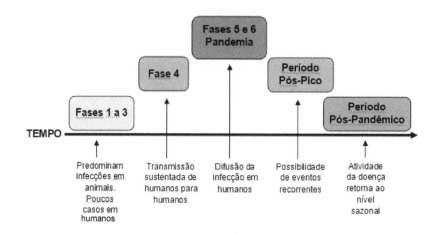

FIGURA 2 – FASES DE UMA PANDEMIA DE INFLUENZA, SEGUNDO A OMS.
FONTE: Adaptado de (WHO, 2010a).

2.2.1 As Pandemias ao Longo do Tempo

Durante toda a história, há registros de inúmeras epidemias e pandemias causadas pelo vírus da gripe, contabilizando cerca de 31 pandemias desde o ano de 1510. Conforme esse registros, as pandemias de Influenza tendem a ocorrer em períodos de 20 a 40 anos (ALIJA, 2009).

No século passado, ocorreram três grandes pandemias de Influenza, que espalharam o medo. Deve destacar-se que, em cada ocasião, a elevada circulação do vírus pandêmico anulou o vírus que circulava até aquele momento (VAQUE RAFART; GIL CUESTA; BROTONS AGULLO, 2009).

A primeira pandemia do século passado ocorreu em 1918 e ficou conhecida como "gripe espanhola". Foi causada por um vírus aviário do Tipo A (H1N1). Causou cerca de cinquenta milhões de óbitos, em três ondas sucessivas (MORENS; TAUBENBERGER; FAUCI, 2009; TUMPEY;

26

BELSER, 2009; HUI; LEE; CHAN, 2010). Estendeu-se por todo o planeta, desde o Ártico até remotas ilhas do Oceano Pacífico. Inicialmente, os primeiros sintomas foram atribuídos a outras enfermidades recorrentes da época, como a difteria, a pneumonia e o tifo, devido à similaridade entre os sintomas. Registros descrevem que as piores complicações eram as hemorragias de mucosas (nasal, estomacal e intestinal), sangramento de ouvidos e petéquias. A maior parte das mortes ocorreu por pneumonia bacteriana (infecção secundária). Entretanto, o vírus também matou diretamente como consequência das hemorragias massivas e do edema pulmonar (ALIJA, 2009). É aceito que essa pandemia foi relativamente leve em sua primeira onda e adquiriu sua virulência quando retornou, meses mais tarde. A gravidade inesperada resultou em elevadas taxas de mortalidade com índices de 2 a 20 % (enquanto que, na gripe comum, é de 0,1%), superando a da peste negra. Os maiores afetados foram adultos jovens. Este evento apresentou 99% das mortes em indivíduos abaixo de 65 anos e mais da metade em adultos entre 20 e 40 anos (PEIRIS; POON; GUAN, 2009).

A segunda pandemia ocorreu em fevereiro de 1957, na China, sendo denominada de "gripe asiática". Este evento causou cerca de dois milhões de óbitos. O agente etiológico responsável foi um vírus A (H2N2), oriundo de uma recombinação de vírus aviário e humano (três segmentos de genes aviários e cinco segmentos de genes humanos). Os cinco segmentos de vírus humanos eram provenientes do vírus H1N1 de 1918, que ainda estava circulante, e que, após a incorporação dos três segmentos gênicos do vírus aviário, originou o novo vírus humano H2N2. O suíno foi o animal onde ocorreu a recombinação viral (MORENS; TAUBENBERGER; FAUCI, 2009; TUMPEY; BELSER, 2009; HUI; LEE; CHAN, 2010).

O terceiro evento pandêmico do século XX ocorreu em 1968 e ficou conhecido como "gripe de Hong Kong". Foi causada pelo subtipo A (H3N2), formado por uma recombinação entre o vírus circulante H2N2 e um vírus aviário H3. Apresentou menor gravidade em relação às anteriores, com cerca

27

de um milhão de óbitos. Este fato pode dever-se a uma possível imunidade cruzada, visto que o componente N2 era o mesmo do vírus da pandemia anterior. O suíno também foi o animal que possibilitou a nova recombinação (MORENS; TAUBENBERGER; FAUCI, 2009; TUMPEY; BELSER, 2009; HUI; LEE; CHAN, 2010).

A aparente diminuição da letalidade de uma pandemia para a outra poderia ser explicada pelas melhorias no estado nutricional, habitação, saúde e disponibilidade de cuidados, que foram crescentes ao longo dos anos.

Entretanto, a baixa letalidade pode favorecer a recombinação genética, uma vez que preserva o hospedeiro, com possibilidades de culminar no surgimento de novas ondas epidêmicas com eventual alteração de sua virulência. Alterações mais substanciais na composição genética do vírus podem produzir uma cepa mais letal à população, uma vez que não preservaria de seus antecessores sequências que pudessem prover imunidade cruzada. Esses fatores podem levar ao aumento da demanda por serviços de saúde ambulatoriais e hospitalares, principalmente no caso de indivíduos com fatores de risco para complicações e óbito pela doença.

É importante notar que, mesmo com baixas letalidades, as pandemias podem produzir muitos óbitos, devido a sua grande incidência. Por essa mesma razão, pandemias severas tendem a gerar graves problemas econômicos e sociais, com o esgotamento da capacidade de atendimento dos serviços de saúde e em outros serviços essenciais, como abastecimento de água e alimentos, transporte, energia e segurança pública. O impacto econômico de uma pandemia é também decorrente dos custos de prevenção e tratamento, afastamento do trabalho e internações. Por este motivo, as consequências de uma pandemia de Influenza não se limitam à área específica da saúde, pois são fenômenos populacionais com potencial para impactos econômicos e sociais graves. Sendo assim, o enfrentamento do fenômeno deve ser encarado como um problema de toda a estrutura

28

governamental. A compreensão detalhada dos mecanismos que determinam a patogenicidade e transmissão interespécies, combinada com a disponibilidade de medidas preventivas e terapêuticas eficazes, é fundamental para o controle de infecções por vírus Influenza (SCHNITZLER; SCHNITZLER, 2009).

2.2.2 A Pandemia de 2009

A primeira pandemia de Influenza do século XXI, causada pela nova variante A (H1N1), apresentou uma baixa classificação em uma escala global, sendo considerada como de gravidade moderada, com uma letalidade geral de 0,45% e 2% de casos graves. Na medida em que o vírus se dissemina na população, as mutações ocorrem em uma taxa média de uma variação genética a cada 10.000 infecções. Os processos de mutação são aleatórios e podem gerar variantes com virulência e infectividade diferenciadas (DONALDSON et al., 2009; KHAZENI et al., 2009; MORENS; TAUBENBERGER; FAUCI, 2009; PEIRIS; POON; GUAN, 2009; HUI; LEE; CHAN, 2010).

Na pandemia de 2009, apesar de ter havido uma mudança antigênica no vírus, como ocorreu nas cepas causadoras dos eventos anteriores, ele partilha semelhanças com os vírus A (H1N1) que estavam circulando no século XX. Dessa forma, a população apresentou certo grau de imunidade, o que pode ter refletido na baixa taxa de letalidade, principalmente nos idosos, quando comparadas aos adultos jovens (DONALDSON et al., 2009). Houve predominância de casos clinicamente leves e baixa letalidade.

No Brasil, a pandemia foi dividida em duas fases epidemiológicas e operacionais distintas. A primeira fase foi denominada de Fase de contenção e abrangeu o período em que o vírus se disseminava no mundo e os casos estavam relacionados às viagens internacionais ou contato com pessoas doentes que tivessem realizado viagens internacionais. Nesta fase, as ações de vigilância buscaram reduzir a disseminação do vírus no país, visando proteger a população e instrumentalizar o Sistema Único de Saúde (SUS). Além disso, buscaram-se estratégias que permitissem o acúmulo de maior conhecimento para o enfrentamento da situação. Ainda neste momento, a maior sensibilidade do sistema de vigilância foi em relação às ações de contenção e fiscalização em pontos de entrada (portos, aeroportos e passagens de fronteira), onde se buscou identificar a maioria dos casos suspeitos. Epidemiologicamente, esta fase compreendeu o período entre a semana epidemiológica (SE) 16, período de identificação dos primeiros casos suspeitos no Brasil, até a SE 28, momento da declaração da transmissão sustentada do vírus no país (BRASIL, 2009).

A segunda fase foi denominada de Fase de mitigação. Iniciou-se na SE 29 após declaração de transmissão sustentada do vírus da Influenza pandêmica em todo o território nacional. Nesta fase, o sistema apresentou maior especificidade nas ações de vigilância. As ações de assistência à saúde apresentaram maior demanda, objetivando reduzir a gravidade e a mortalidade das infecções por este vírus (BRASIL, 2009).

2.3 A NOVA INFLUENZA A (H1N1)

A doença respiratória infecto-contagiosa causada por um vírus Influenza tipo A subtipo H1N1, que se disseminou pelo mundo em 2009, foi inicialmente denominada de gripe suína, de acordo com sua provável origem genética. No entanto, essa denominação é incorreta. Não pode ser chamada de gripe suína, pois essa nomenclatura poderia sugerir que os produtos da carne suína ou seus derivados fossem potenciais transmissores do vírus. No entanto, a Influenza só é transmitida por via aérea, por fômites contaminados ou por contato íntimo (como por exemplo, no beijo). Tampouco poderia ser nominada de gripe A (H1N1), pois a pandemia da gripe espanhola de 1918 e a epidemia da gripe russa em 1977 também foram causadas pelo subtipo A

30

(H1N1). Dessa forma, a OMS recomendou que a pandemia de 2009 pelo novo vírus Influenza fosse denominada como Nova Influenza A (H1N1) ou Neogripe A (H1N1) (ALIJA, 2009).

O padrão de nomenclatura do vírus da gripe inclui o tipo antigênico da nucleoproteína central (tipo A, B ou C), a localização geográfica do primeiro isolamento, o número laboratorial da cepa, o ano de isolamento e os subtipos de H e N, discriminados entre parêntese. Assim, a pandemia pelo vírus Influenza A (H1N1) isolado na Califórnia, em 2009, é identificada como gripe A/California/04/2009(H1N1) (JEFFERSON et al., 2009; FORLEO-NETO et al., 2003).

2.3.1 Histórico

Segundo previsões estatísticas da OMS, a ocorrência de uma nova pandemia de Influenza era esperada no transcurso dos últimos 10 anos (ALIJA, 2009). A pandemia pela Nova Influenza A (H1N1) ocorrida no ano de 2009, foi a primeira pandemia do século XXI.

A gripe sazonal, segundo dados da OMS, tem uma taxa de ataque secundário (porcentagem de contatos que contraem a doença a partir de um indivíduo infectado) entre 5 e 15 %. Na nova gripe A (H1N1), esta taxa foi superior a 30%, caracterizando-a como de alta transmissibilidade (ALIJA, 2009).

Durante o mês de março de 2009, o México alertou sobre um número importante de casos de processo respiratório. Foram comunicados 591 casos de doença tipo Influenza em La Glória, no estado de Vera Cruz, uma localidade de 2155 habitantes, contabilizando que 27,5% da população havia sido infectada. Porém, não existiam casos graves ou mortes (VAQUE RAFART; GIL CUESTA; BROTONS AGULLO, 2009). Entre o final de março e o início de abril, o governo do México notificou à OMS um aumento nos casos de doença respiratória em diversas partes do país. De forma quase simultânea, o Instituto Nacional de Enfermidades Respiratórias, no México, notificou a aparição de casos anormalmente graves de pneumonia em pessoas jovens, sem comorbidades. Na cidade de São Luis de Potosi, houve um aumento substancial de processos respiratórios agudos, e, em abril, faleceu uma paciente diabética acometida por uma pneumonia atípica (MONTANE; LECUMBERRI; PEDRO-BOTET, 2010). Em 2 de abril de 2009, a OMS declarou Emergência em Saúde Pública de Importância Internacional (ESPII).

No dia 17 de abril de 2009, o governo dos EUA notificou à OMS a detecção do novo vírus Influenza A (H1N1) em duas crianças de nove e 10 anos de idade. Elas apresentavam uma síndrome gripal leve, com tosse, febre e sintomas gastrintestinais, mas com recuperação completa, sem sequelas. As manifestações clínicas haviam iniciado nos dias 28 e 30 de março. As crianças não teriam tido contato antecedente com suínos e residiam no sul da Califórnia. Alguns familiares das crianças também apresentavam febre e sintomas respiratórios. Determinou-se, por meio da coleta e análise a partir do aspirado nasofaríngeo das crianças, que os vírus isolados, além de serem similares entre si, eram semelhantes aos vírus suínos e apresentavam uma composição genética que não havia sido identificada antes, tanto em isolados suínos como humanos, nem nos EUA, nem tampouco em outros países. A ausência de exposição conhecida a suínos aumentava a possibilidade de que havia ocorrido uma transmissão de pessoa a pessoa, o que criou um alarme nas autoridades de saúde, principalmente com o crescente aumento dos casos no México e nos EUA, inclusive dos que apresentavam pneumonia grave e morte (VAQUE RAFART; GIL CUESTA; BROTONS AGULLO, 2009).

Em 24 de abril de 2009 haviam sido notificados mais quatro casos na Califórnia e dois no Texas. Centers for Disease Control (CDC) informou que a mesma cepa havia sido isolada em amostras de pacientes provenientes do México. Na mesma data, a OMS informou que 18 casos ocorridos no México, no final do mês de março de 2009, haviam sido confirmados como gripe A (H1N1), sendo 12 desses geneticamente idênticos aos vírus isolados na Califórnia (VAQUE RAFART; GIL CUESTA; BROTONS AGULLO, 2009).

Esses 18 casos identificados no México consistiram no primeiro registro de casos confirmados de gripe causada pela nova variante do vírus da Influenza A (H1N1) relacionados à enfermidade grave. Foram observadas síndrome de dificuldade respiratória e morte em pessoas jovens e previamente sadias. Esses pacientes apresentavam idade média de 38 anos, dos quais oito apresentavam comorbidades prévias. O quadro clínico geral consistiu em febre, dispneia, tosse e pneumonia bilateral. Destes pacientes, sete faleceram e 11 se recuperaram satisfatoriamente (RESTREPO; MAZO; ANZUETO, 2010).

O pânico iniciou, e, com o aumento dos registros de surtos, escolas começaram a ser fechadas. Ao evidenciar o agravo da situação ante a cepa da Nova Influenza A (H1N1), o CDC aumentou a vigilância e o número de laboratórios de saúde pública com capacidade de realizar provas confirmatórias, como o RT-PCR, para identificar e subtipificar os tipo de Influenza A (RESTREPO; MAZO; ANZUETO, 2010).

Em 27 de abril de 2009, a OMS elevou o nível de alerta pandêmico da fase 3 para a 4, depois de verificar a existência de transmissão pessoa a pessoa capaz de causar surtos em nível de comunidade. No dia 29, ao verificar a transmissão comunitária sustentada em pelo menos dois países da região das Américas, a OMS elevou o alerta de pandemia para a fase 5 (VAQUE RAFART; GIL CUESTA; BROTONS AGULLO, 2009).

Após a sua continuada expansão no México, EUA e Canadá, o novo vírus alcançou uma ampla disseminação internacional; em 6 de maio, haviam 1893 casos confirmados espalhados em 23 países. Na data de 1 de junho, 62 países haviam notificado a OMS 17.410 casos com 115 mortes. Em 1 de julho, contabilizavam-se 104 países com 77.201 casos e 332 mortes. Até meados de junho, a infecção predominou no hemisfério norte, posteriormente

33

se estendendo pela América do Sul, Austrália e Nova Zelândia. No continente asiático, o país mais afetado foi o Japão. Na África, foram registrados casos em muitos países, porém em números reduzidos (WHO, 2010).

Em 11 de junho de 2009, ao verificar a existência de transmissão comunitária sustentada, a OMS elevou a fase de alerta de pandemia do nível 5 para o nível 6, caracterizando uma pandemia estabelecida. A impossibilidade de traçar ou definir as cadeias de propagação inter-humana indicava uma disseminação ativa na população.

A pandemia de gripe de 2009 se espalhou internacionalmente com uma velocidade sem precedentes. Nos eventos pandêmicos passados, os vírus Influenza precisaram de mais de 6 meses para se espalharem tão amplamente quanto esta variante A (H1N1) se espalhou em menos de 6 semanas (SCHNITZLER; SCHNITZLER, 2009). Esta observação caracterizou que a nova gripe possuia uma transmissibilidade mais elevada que a gripe sazonal, porém sua patogenicidade e virulência foram baixas. Conforme dados recentes da OMS, até 7 de março de 2010, 213 países e territórios ultramarinos relataram casos laboratorialmente confirmados da Influenza A (H1N1), registrando 16.713 casos de óbito (WHO, 2010). Os modernos meios de transporte e o aumento das viagens internacionais podem ter contribuído para a extensa disseminação ao redor do mundo.

Deve considerar-se que os países têm notificado à OMS somente os casos da Nova Influenza A (H1N1) confirmados em laboratório, que apresentaram clínica mais grave e hospitalizações. Os casos moderados e leves, de difícil captação e registro, foram menos notificados. Por este motivo, a casuística real pode ser considerada muito mais elevada.

2.3.2 Aspectos Clínicos da Nova Influenza A (H1N1)

Segundo estudos já publicados, a maioria dos infectados apresentou sintomas leves, com recuperação clínica em poucos dias. Assim como na gripe espanhola, essa nova gripe afetou predominantemente jovens saudáveis, e não crianças ou idosos, como observado na gripe comum (ALIJA, 2009). Como característica epidemiológica dos casos confirmados por RT-PCR, alguns estudos observaram que mais de 50% dos infectados constituíram-se em pacientes jovens abaixo dos 50 anos, 50% sem doença de base, 30% obesos e 10% gestantes (MONTANE; LECUMBERRI; PEDRO-BOTET, 2010).

A patogenia, em geral, é como uma gripe normal (com tosse, rinorreia, febre alta, mal estar geral, cefaleia, dor ocular e faríngea, artralgia, mialgia, astenia e, em algumas ocasiões, diarreia e náuseas), evoluindo para cura espontânea. Porém foi observado um espectro clínico extenso, desde casos assintomáticos até pneumonia grave ou mortal (VAQUE RAFART; GIL CUESTA; BROTONS AGULLO, 2009). Ocasionalmente apresentou rápida evolução (em cerca de 5 dias) para uma pneumonia atípica (pneumonia viral com poucos sinais na exploração física, mas sendo bastante evidente em radiografias) e dificuldade respiratória aguda fulminante na metade dos casos. Alguns pacientes não apresentaram febre (ALIJA, 2009).

Estudos evidenciaram que a infecção por Influenza A (H1N1) pode produzir graves complicações pulmonares em pessoas jovens sem comorbidades, especialmente em crianças, nas quais se observaram as maiores taxas de hospitalização (RESTREPO; MAZO; ANZUETO, 2010).

Em todo o mundo, milhares de pessoas foram infectadas por este vírus (CHANG et al., 2009; HANSHAOWORAKUL et al., 2009; DUTKOWSKI, 2010; REDDY, 2010). As gestantes nas pandemias anteriores de Influenza foram as mais afetadas, com um aumento importante na morbimortalidade, comparada com as mulheres que não se encontravam em gestação. Na pandemia de 1918, se identificaram 1350 casos de gestantes afetadas, sendo que, destas, 50% apresentaram pneumonia e mais da metade faleceu. Os fatores que tornam a gestante mais suscetível a ser gravemente afetada por certos agentes patogênicos, entre eles a Influenza, são decorrentes de alterações fisiológicas próprias da gestação, em sistemas cardiovascular, imunológico (com o comprometimento da imunidade mediada por células) e respiratório (com redução da capacidade funcional pulmonar) (RESTREPO; MAZO; ANZUETO, 2010).

As gestantes, além de apresentarem a maior taxa de morbi-mortalidade pela gripe, quando comparada às mulheres não grávidas, também podem apresentar grande número de abortos espontâneos e partos prematuros, especialmente quando apresentam quadro clínico de pneumonia. A vulnerabilidade para a infecção em gestantes decorre de características tais como a idade (as nascidas após 1957 carecem de imunidade cruzada), o quadro clínico com febre (que se relaciona com aborto, ameaça de parto prematuro e morte fetal intraútero), a tolerância imunitária aos antígenos paternos do feto (que diminui a imunidade frente ao vírus da gripe), a idade gestacional, que no terceiro trimestre apresenta compressão das estruturas vicerais pelo útero grávido (podendo limitar a função respiratória), e a hipervolemia, que diminuiria a capacidade de adaptação hemodinâmica em caso de sepsis. Não se conhecem dados de transmissão materno-fetal, via placenta, e se este vírus pode afetar diretamente o feto, sendo considerado não teratogênico em humanos. Entretanto, estudos de caso-controle têm indicado que a infecção pelo vírus da gripe durante a gestação poderia ocasionar defeitos no tubo neural do feto, provavelmente mediado pelo aumento da temperatura corporal da gestante (MONTANE; LECUMBERRI; PEDRO-BOTET, 2010).

As condições clínicas de base mais reportadas em pacientes maiores de 20 anos com desfecho fatal foram a obesidade e *diabetes mellitus*. Acredita-se que este fato decorre dos efeitos respiratórios relacionados à doença (redução da capacidade residual funcional) e à presença de comorbidades tipicamente associadas (diabetes, asma, doenças cardiovasculares etc.) que muitas vezes são subdiagnosticadas (DUARTE *et al.*, 2009; RESTREPO; MAZO; ANZUETO, 2010).

O período de incubação do vírus triplorecombinante Influenza A (H1N1) parece ser entre 2 e 7 dias, mas crianças e imunocomprometidos podem propagar o vírus por mais de 10 dias. Com base em casos descritos, os pacientes parecem excretar vírus um dia antes do início dos sintomas até 5-7 dias após, ou até a resolução completa da sintomatologia (MACHADO, 2009).

2.3.3 Agente Etiológico da Nova Influenza A (H1N1)

O vírus A (H1N1) foi isolado pela primeira vez a partir de suínos em 1930 e de seres humanos em 1933 (CHANG *et al.*, 2009). Em 2009, ambos H (H1) e N (N1) parecem ter sido derivadas de uma fonte suína (NEUMANN; NODA; KAWAOKA, 2009). Porém, esta variante viral caracteriza-se por uma combinação de genes que não haviam sido ainda identificados entre os vírus de origem humana ou de suínos. Análises do material genético provaram tratar-se de um vírus triplo recombinante (possui uma combinação de genes dos vírus Influenza A humano, suíno e aviário) (ALIJA, 2009).

O suíno parece ter sido o hospedeiro responsável pela recombinação, apoiando o conceito de um papel como "vaso de mistura" (NEUMANN; NODA; KAWAOKA, 2009). Por possuírem receptores tanto para os vírus aviários como para os de mamíferos, os suínos podem ser afetados simultaneamente pelas cepas suínas, humanas, aviárias, ou seus recombinantes, fornecendo uma plataforma para uma nova recombinação genética, culminando com a aparição de novos subtipos virais, com diferentes níveis de agressividade. Assim, o suíno é considerado o principal hospedeiro intermediário para a disseminação interespécies dos vírus

Influenza (VAQUE RAFART; GIL CUESTA; BROTONS AGULLO, 2009). Possivelmente os genes desta nova cepa estejam circulando durante um longo período entre os suínos, sem terem sido detectados (ALIJA, 2009).

Verificou-se ainda, segundo semelhanças antigênicas, que este novo vírus H1N1 associado à pandemia de 2009 é um descendente de quarta geração do vírus de 1918, o que indica que todos eles podem ter se originado a partir de um ancestral comum (MORENS; TAUBENBERGER; FAUCI, 2009). Para entender o que ocorreu desde 1918, é útil considerar este vírus como uma combinação de 8 genes de grande destreza, capaz de rearranjar um ou mais alelos, originando uma forma mais ou menos importante do vírus, em função do número de rearranjos ocorridos. A evolução histórica deste vírus compreende desde mistura genética entre vírus humanos, aviário e suíno, até a evolução dos segmentos de gene em cada espécie. Além dessas características, inclui-se também a evolução natural ocorrida em resposta às pressões imunológicas de várias populações e de vários pontos no tempo.

Sabe-se que o vírus da nova Gripe A (H1N1) de 2009 originou-se da recombinação de 6 genes do vírus da gripe A H1 (1998) procedente de suínos norte americanos, que haviam ressurgido num reagrupamento triplo (aviário/suíno/humano), e de 2 genes do vírus da gripe A H1 (1976), procedente de suínos da Eurásia. A figura 3 ilustra uma representação esquemática da origem genética desse vírus pandêmico. Em síntese, estes vírus vêm se transmitindo de aves a suínos e de aves a humanos desde 1918, e têm evoluído em ambas as espécies como vírus da gripe A H1 distintos (MONTANE; LECUMBERRI; PEDRO-BOTET, 2010).

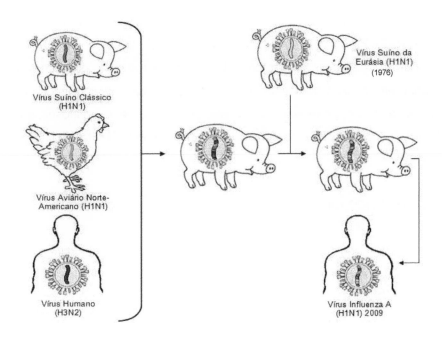

FIGURA 3 – PROVÁVEL ORIGEM GENÉTICA DO VÍRUS INFLUENZA A (H1N1) 2009
FONTE: Adaptado de NEUMANN et al, 2009.

Assim, o novo vírus causador da pandemia é resultado de uma reordenação entre o vírus suíno americano recombinado de 1997-1998 e o da Euroásia de 1976, contendo 5 segmentos de origem suína, 2 aviários e 1 humano (VAQUE RAFART; GIL CUESTA; BROTONS AGULLO, 2009).

Um aspecto relevante do novo vírus é que não apresenta nenhuma das características conhecidas que poderiam lhe conferir um aumento na transmissibilidade ou na patogenicidade. Portanto, no momento se desconhecem os elementos moleculares responsáveis pela elevada transmissibilidade, assim como os que teriam propiciado o salto da espécie. Em resumo, o novo vírus A (H1N1) possui uma hemaglutinina adaptada à transmissão humana, que genética e antigenicamente difere em relação ao vírus A (H1N1) sazonal. Além disso, a composição geral do vírus é única, ao combinar linhagens suínas norte-americanas com linhagens euroasiáticas (VAQUE RAFART; GIL CUESTA; BROTONS AGULLO, 2009).

Por partilhar semelhanças com vírus da gripe A (H1N1) que estavam circulando em meados do século 20, a população é parcialmente imune ao vírus. Isso pode, em parte, explicar a baixa taxa de letalidade em idosos, que podem ter tido algum contato com o vírus anteriormente (DONALDSON *et al.*, 2009).

2.4 DIAGNÓSTICO DIFERENCIAL

Depois de identificar um grande número de casos da nova Influenza A (H1N1), a comprovação específica por métodos de laboratório tornou-se uma prioridade, especialmente para a tomada de decisão quanto ao início da terapia e a implementação de estratégias para o controle da infecção.

É difícil diferenciar com base apenas nos achados clínicos, entre um caso individual de Influenza e a doença respiratória por qualquer um dos vários vírus respiratórios (sincicial, adenovírus e parainfluenza) ou pelo *Mycoplasma pneumoniae*. Na infecção por Influenza, os sintomas sistêmicos são mais intensos que nas outras síndromes; porém, o diagnóstico diferencial apenas pela clínica pode se tornar difícil.

Atualmente, as autoridades de saúde recomendam que o resultado laboratorial não deva retardar o início da terapia antiviral apropriada em casos de suspeita clínica. Entretanto, as confirmações definitivas devem ser realizadas por RT-PCR ou cultivo viral (RESTREPO; MAZO; ANZUETO, 2010).

Outros Testes para o Diagnóstico de Influenza são o sequenciamento genético e o teste rápido para Influenza (RDIT – *Rapid Influenza Diagnostic Test,* que apresenta menor sensibilidade e especificidade que o RT-PCR). A imunofluorescência (IFI) não é recomendada para a detecção deste novo subtipo de Influenza A (H1N1), pois ainda não se dispõe de dados sobre a especificidade e sensibilidade para a detecção desta cepa pandêmica.

Durante a pandemia de 2009, segundo o Ministério da Saúde / Brasil, seria descartada Influenza A (H1N1) se não fosse detectado vírus Influenza A por técnica de reação em cadeia da polimerase via transcriptase reversa (RT-PCR) em tempo real ou cultura (BRASIL, 2009).

No entanto, o RT-PCR, apesar de ser o método recomendado pela OMS e pelo CDC, tem uma margem de falso-negativo que chega a 10%. Entre os pacientes com forte suspeita clínica, mas com RT-PCR negativos, poderia haver na realidade outros diagnósticos, com evolução mais benigna, ou ainda, outra possibilidade é a de uma inadequada coleta do material, o que poderia refletir em uma taxa maior de falsos negativos. Os pacientes confirmados por RT-PCR positivo poderiam apresentar uma maior carga viral e morbidade, quando comparados aos RT-PCR negativos, mas com fortes suspeitas clínicas (DUARTE *et al.*, 2009). A eficácia do método também é influenciada pela especificidade dos reagentes e pela experiência técnica do profissional responsável pelo exame. Assim, o sucesso do diagnóstico depende fundamentalmente da qualidade do espécime clínico coletado, seu adequado transporte e as condições de armazenamento.

Além disso, as análises laboratoriais também são de grande importância para monitorar o tipo de cepa circulante em nosso país, possibilitando uma melhor análise para indicação de cepas vacinais e detecção de possíveis cepas pandêmicas.

2.5 TRATAMENTO ANTIVIRAL

Duas classes de medicamentos estão atualmente disponíveis para a prevenção e tratamento da Influenza, os inibidores dos canais de íon M2 (Amantadina e Rimantadina) e os inibidores de neuraminidase (Zanamivir e Oseltamivir) (BAZ *et al.*, 2009; CHANG *et al.*, 2009; GERLOFF *et al.*, 2009;

TANAKA; NAKAJIMA; MURASHIMA, 2009; DUTKOWSKI, 2010; PIELAK; CHOU, 2011).

Análises iniciais demonstraram que esta nova cepa de Influenza A (H1N1) é sensível aos inibidores da neuraminidase, mas resistente a amantadina e rimantadina.

Essa resistência é consequência de um único ponto de mutação no gene M2 que termina completamente a ligação do medicamento, sem afetar a transmissão para contatos suscetíveis (GERLOFF *et al.*, 2009).

Os Inibidores de Neuraminidase (IN) são antivirais de segunda geração, que representam novas opções para o tratamento e/ou profilaxia da gripe. São específicos contra os vírus Influenza A (todas as 9 moléculas de N), vírus B e também contra vírus aviário. Foram aprovados para o tratamento da Influenza nos Estados Unidos e no Brasil, respectivamente, em 1999 e 2000.

Ensaios clínicos demonstraram que os IN reduzem a duração da doença em aproximadamente um dia, quando usado dentro de 48 horas desde o início da doença, a fim de capturar a fase inicial da replicação viral (SHUN-SHIN *et al.*, 2009).

Pacientes diagnosticados com a Influenza A (H1N1) tratados com oseltamivir, demonstraram uma sobrevida estatisticamente significante, além de reduções significativas na magnitude e na duração da replicação viral. Além disso, o uso dos IN demonstrou redução na severidade e duração dos sintomas, redução de complicações e de hospitalizações de adultos, bem como a diminuição de infecções respiratórias agudas e do período de transmissibilidade (HANSHAOWORAKUL *et al.*, 2009).

Estes antivirais, IN, ainda mostram-se promissores na redução, em aproximadamente dois dias, do tempo necessário para que o indivíduo acometido restabeleça as atividades normais (OXFORD; LAMBKIN, 1998; TREANOR *et al.*, 2000).

Estes efeitos benéficos se observam especialmente com a administração precoce, podendo ser observadas uma menor mortalidade, um menor tempo de internação hospitalar e redução mais rápida de sua carga viral, quando comparados com pacientes que não receberam tratamento. Entretanto, uma recente metanálise em população adulta e outra em população pediátrica demonstraram que os fármacos têm uma atividade clínica moderada contra os sintomas desta infecção (GARCÍA; SÁNCHEZ; MARTÍ, 2010).

O oseltamivir, devido a sua alta disponibilidade, pode ser administrado via oral, enquanto que o zanamivir só pode ser administrado por inalação (FICA, 2001; BAZ et al., 2009).

O Zanamivir possui uma meia-vida plasmática curta, mas pode ser encontrado na árvore traqueobrônquica mais de 24 horas após a inalação de uma única dose. Deve ser utilizado com cuidado pelos pacientes com problemas respiratórios (asma ou Doença Pulmonar Obstrutiva Crônica), por causa da possibilidade de espasmos brônquicos, um efeito colateral grave, mas não muito frequente (BAZ et al., 2009; SHUN-SHIN et al., 2009; TANAKA; NAKAJIMA; MURASHIMA, 2009). Além disso, não é aprovado para uso em crianças com menos de sete anos de idade.

Outro inibidor da neuraminidase que está em fase de investigação é o peramivir, que ainda não foi aprovado pelas autoridades reguladoras. Em 23 de outubro de 2009, FDA legalizou uma autorização de uso emergente para o peramivir, devido à progressão da emergência de saúde pública pela pandemia de Influenza A (H1N1). Apesar de sua eficácia não ter sido avaliada em ensaios clínicos grandes, os dados preliminares indicam que é similar ao oseltamivir. Sua administração é por via intravenosa. O tratamento consiste na administração de doses de 600 mg por 5 dias (RESTREPO; MAZO; ANZUETO, 2010) e requer ajuste de dose em pacientes com insuficiência renal. Seu uso foi sugerido para pacientes hospitalizados com quadros agudos e sem complicações. Ainda não se dispõe de dados quanto ao seu uso em gestantes (MONTANE; LECUMBERRI; PEDRO-BOTET, 2010).

Apesar da imensa maioria das cepas dos vírus da gripe A (H1N1) 2009 ser suscetível ao oseltamivir e zanamivir, algumas são resistentes ao oseltamivir. Acredita-se que esta taxa de resistência possa aumentar até alcançar valores de 90%. Cabe ressaltar que não há diferenças nas características clinicas dos pacientes infectados com cepas resistentes ao oseltamivir frente aos que não apresentam resistência (RESTREPO; MAZO; ANZUETO, 2010).

Até recentemente, a resistência ao oseltamivir ocorria em menos de 1% dos vírus circulantes (AVELLÓN et al., 2008). Entretanto, durante o inverno 2007-2008, essa resistência aumentou dramaticamente (BAZ et al., 2009; GERLOFF et al., 2009). A resistência ao oseltamivir é causada por uma mutação de ponto no gene da NA do vírus, na qual um resíduo de histidina é trocado por tirosina na posição 275 da neuraminidase N1, comumente referido como H274Y, na numeração N2 (HAUGE et al., 2009). A resistência ao Oseltamivir tem sido relatada entre algumas cepas de alta patogenicidade do vírus gripe aviária A (H5N1), uma ameaça de pandemia desde 2006 (KHAZENI et al., 2009). Em casos de resistência ao Oseltamivir, deve-se usar o Zanamivir.

A presença de resistências tem se relacionado com a imunodepressão e o uso prévio do fármaco em profilaxia. Como consequência, o Comitê de Especialistas em Seleção e Uso de Medicamentos da OMS discute a inclusão do oseltamivir, zanamivir, amantadina e rimantadina na lista de medicamentos essenciais da OMS (MONTANE; LECUMBERRI; PEDRO-BOTET, 2010).

Devido à existência de poucas alternativas para o tratamento antiviral e devido ao surgimento de cepas resistentes aos medicamentos atualmente existentes, o desenvolvimento de novos agentes antivirais e de abordagens inovadoras para o controle de epidemias de gripe sazonal e eventuais pandemias por novas cepas continuam a ser importantes prioridades (BAZ *et al.*, 2009).

2.5.1 Oseltamivir

O medicamento antiviral Oseltamivir (TAMIFLU®) foi o antiviral eleito para utilização durante a pandemia de 2009 e foi fornecido pelo Ministério da Saúde.

Segundo o Protocolo de Manejo Clínico e Vigilância Epidemiológica da Influenza, o tratamento com Oseltamivir foi indicado a todos os indivíduos que apresentaram Síndrome Respiratória Aguda Grave (SRAG) e fator de risco para agravamento, de acordo com a avaliação médica. Além disso, o antiviral estava indicado para toda criança com quadro clínico sugestivo de síndrome gripal, independente da gravidade, da faixa etária e da presença ou não de fatores de risco. Nos casos suspeitos, o tratamento com o antiviral fosfato de oseltamivir deveria ser iniciado o mais breve possível e dentro das primeiras 48 horas após o início dos sintomas, sendo mantido por um período de 5 dias. De forma complementar, uma atenção especial deveria ser dada às gestantes, independentemente do período de gestação (BRASIL, 2009).

O oseltamivir pode ser encontrado na forma de cápsulas, para o tratamento do adulto, e na forma de suspensão, destinada ao tratamento pediátrico. Entretanto, devido à falta da suspensão pediátrica de Tamiflu® (12 mg/ml) no Brasil, o Ministério da Saúde forneceu o sal "Fosfato de Oseltamivir" para que fosse formulado como solução a 15 mg/ml em farmácias de manipulação credenciadas pela Secretaria de Estado da Saúde do Paraná. Desta forma, a medicação disponibilizada para o uso pediátrico foi a Solução de Oseltamivir, em frascos de 50 ml, com concentração de 15 mg/ml, e validade de 3 semanas em temperatura ambiente e 6 semanas em geladeira. Esta solução, depois de aberta, deveria ser consumida no prazo de cinco dias.

O medicamento, vindo por intermédio do Ministério da Saúde, chegou ao estado do Paraná seguindo a lógica do Componente Estratégico da Assistência Farmacêutica. Este compreende os medicamentos utilizados em doenças que configuram problemas de Saúde Pública, que atingem ou põem em risco as coletividades e cuja estratégia de controle concentra-se no tratamento de seus portadores.

A logística de recebimento e distribuição seguiu o fluxo já estabelecido na Assistência Farmacêutica no âmbito da SESA/PR, ou seja, o CEMEPAR – Centro de Medicamentos do Paraná é quem recebe e distribui para as 22 Regionais de Saúde do Estado, que, por sua vez, repassam aos municípios de sua área de abrangência.

Foi a primeira vez que o oseltamivir foi utilizado em uma pandemia e, por este motivo, não se dispõe de dados de eficácia avaliados na população em geral. Além disso, não se sabe se seu uso nessas condições pode apresentar resultados diferentes de quando é utilizado em casos isolados da doença.

2.5.1.1 Mecanismo de Ação

O fosfato de oseltamivir é um agente antiviral oral, inibidor da neuraminidase, e, sua fórmula química é $C_{16} H_{28} N_2 O_4$ (base livre). O seu nome químico é (3R, 4R, 5S) –4–acetilamino–5– amino–3 (1–etilpropoxi)–1– cicclohexano–1–ácido carboxílico, etil éster, fosfato (1:1).

O oseltamivir é um pró-fármaco, que é hidrolisado no fígado para seu metabólito ativo, carboxilato de oseltamivir, por meio da ação das esterases, principalmente hepáticas, conforme ilustrado na figura 4.

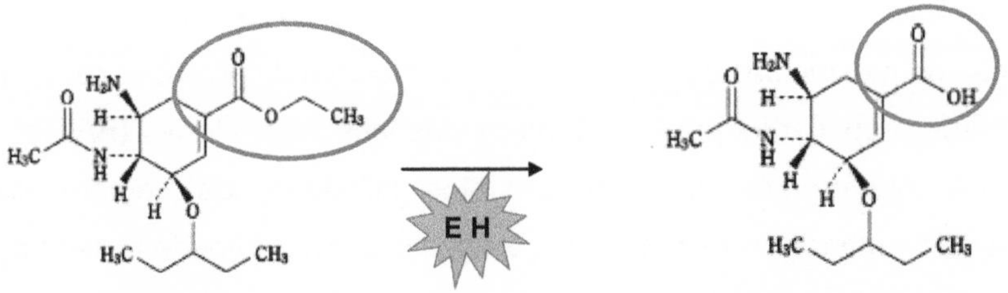

Oseltamivir   Carboxilato de Oseltamivir

FIGURA 4 – METABOLIZAÇÃO DO OSELTAMIVIR EM SEU METABÓLITO ATIVO
FONTE: Adaptado de FUKE et al, 2008.

Pelo menos cerca de 75% da dose oral chegam à circulação sistêmica como carboxilato. Aproximadamente 42% se ligam às proteínas plasmáticas e são eliminados pela urina. Sua meia-vida de eliminação é de cerca de 1 a 3 horas, e a do metabólito ativo está entre 6 a 10 horas (MONTANE; LECUMBERRI; PEDRO-BOTET, 2010).

O fosfato de oseltamivir deverá ser administrado visando impedir a progressão da doença no indivíduo infectado, diminuindo a carga viral e o período de transmissibilidade. O mecanismo de ação deste medicamento antiviral consiste na inibição da enzima N, graças a sua semelhança estrutural com o ácido siálico da superfície celular, conforme ilustra a figura 5.

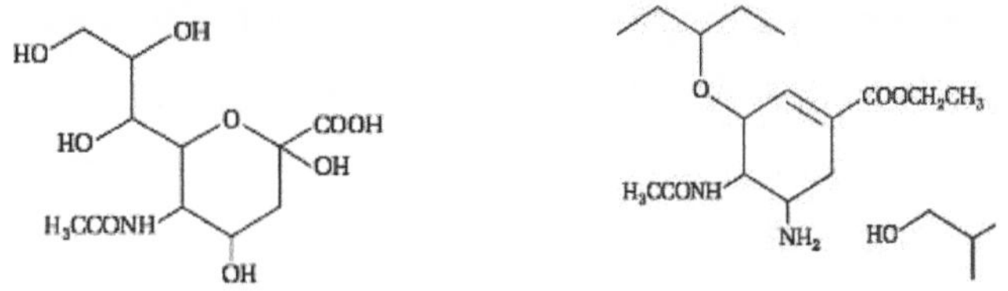

Ácido Siálico   Oseltamivir

FIGURA 5 – SEMELHANÇA ESTRUTURAL DO OSELTAMIVIR COM O ÁCIDO SIÁLICO
FONTE: Adaptado de FATIMA et al, 2005.

A atividade da enzima N no vírus Influenza é essencial para a liberação do mesmo das células do hospedeiro ao fim do processo replicativo e para sua propagação por todo o muco das vias respiratórias (BAZ *et al.*, 2009). A interferência dos medicamentos inibidores da neuraminidase (oseltamivir e zanamivir) sobre a função desta enzima impede a separação da nova progênie viral das células (às quais estão aderidas por união da hemaglutinina viral ao ácido siálico da mucosa) e, consequentemente, sua disseminação pelo organismo do hospedeiro (FICA, 2001). Assim, os inibidores da neuraminidase bloqueiam a replicação do vírus da gripe na célula hospedeira infectada, evitam a liberação dos vírions da superfície celular e previnem a infecção de novas células.

Por esta enzima N estar presente tanto no vírus Influenza A como no B, estes inibidores possuem um amplo espectro de ação, ao contrário da amantadina e rimantadina, que só podem atuar sobre o vírus da Influenza A.

2.5.1.2 Posologia

O período de tratamento com oseltamivir é de 5 dias, por via oral, de 12/12 horas, com doses diferenciadas, conforme a idade ou peso do paciente. Para crianças, a dose recomendada é de cerca de 2 mg / kg (TANAKA; NAKAJIMA; MURASHIMA, 2009).

Em pacientes com insuficiência renal crônica, com depuração de creatinina <30 ml/min, deve-se reduzir a dose do tratamento para 75 mg, uma vez ao dia (GARCÍA; SÁNCHEZ; MARTÍ, 2010). Em pacientes que apresentam obesidade mórbida (IMC > 40), deve-se ajustar a dose de acordo com o peso.

Em pacientes que apresentam complicações graves, como penumonia ou insuficiência respiratória grave, e que requerem ingresso na UTI, com suspeita de diminuição da absorção enteral, se recomenda administrar doses maiores (150 mg de oseltamivir a cada 12 horas) e prolongar a duração do tratamento para 10 dias. Entretanto, não há estudos controlados que avaliem os benefícios dessas doses (GARCÍA; SÁNCHEZ; MARTÍ, 2010).

Em gestantes, devem considerar-se as trocas fisiológicas que comportam um aumento do filtrado glomerular e do volume plasmático e uma diminuição da albumina, principalmente no terceiro trimestre. Por estes motivos e porque a eliminação do fármacos é urinária, se espera que as concentrações plasmáticas na gestante diminuam. Cabe ressaltar que, apesar de não se dispor de dados farmacocinéticos do oseltamivir em gestantes, a posologia proposta não difere da usada na população adulta (MONTANE; LECUMBERRI; PEDRO-BOTET, 2010).

Os pacientes que desenvolvem efeitos colaterais gastrintestinais graves podem reduzir a absorção oral do Oseltamivir. Porém, atualmente, não há nenhuma evidência científica capaz de sugerir o aumento da dose ou do tempo de utilização do antiviral nesta situação. Para os pacientes que vomitam até uma hora após a ingestão do medicamento, pode ser administrada uma dose adicional.

2.5.1.3 Reações Adversas

As reações adversas comumente associadas ao uso de inibidores da neuraminidase incluem náuseas, vômitos, diarreia, dor abdominal, dor de cabeça, fadiga, sonolência, insônia e tonturas. Os eventos mais raros associados ao uso dos medicamentos dessa classe terapêutica são angina instável, anemia, colite pseudomembranosa, fratura do úmero, pneumonia, pirexia, alterações nos níveis de enzimas hepáticas e creatina quinase, linfopenia, artralgia, urticária e abscesso periamigdaliano (KHAZENI et al., 2009).

A ocorrência de náusea e manifestações gastrintestinais, após a administração de oseltamivir, podem ser prevenidas pela ingestão concomitante de alimentos, sugerindo que este efeito pode dever-se à irritação gástrica direta (HAYDEN *et al.*, 1999).

2.5.1.4 Segurança do Medicamento Antiviral

Os Inibidores de Neuraminidase foram aprovados para uso clínico recentemente. Portanto, ainda são necessários maiores estudos para confirmar a segurança e a eficácia no tratamento de Influenza em indivíduos de alto risco.

O médico responsável pelo atendimento deve avaliar sinais de gravidade para decidir se o paciente deve ou não realizar o tratamento. A decisão de tratar deve ser baseada na relação de risco *x* beneficio de cada situação (BRASIL, 2009).

A segurança e a eficácia do oseltamivir ainda não foram estabelecidas em crianças menores de 1 ano de idade e em gestantes. No entanto, reconhecendo o possível benefício do uso do oseltamivir nesses pacientes, as autoridades de saúde (FDA, OMS e ANVISA) autorizaram o seu uso emergencial. Por não haver dados sobre doses e reações adversas para o uso do medicamento nesses grupos, por orientação da Anvisa, esses pacientes deveriam ser acompanhados e monitorados cuidadosamente quanto ao aparecimento de possíveis eventos adversos à medicação, pelo profissional prescritor (atendimento ambulatorial) ou pelo serviço de saúde (durante o período de internação). Além disso, não há informações sobre sua excreção no leite materno, devendo ser usado com cautela em lactantes (BRASIL, 2009).

A suspensão oral contém benzoato de sódio, metabólito do álcool benzílico, cujo uso é associado a potencial ação tóxica letal em neonatos (*gasping*), e, por este motivo, deve ser usada com cautela nessa população.

2.6 AVALIAÇÕES DE EFETIVIDADE

A decisão sobre qual a escolha terapêutica ou intervenção clínica a ser tomada em um evento patológico, seja ela uma medida curativa, paliativa ou profilática, é um processo difícil e que requer uma análise crítica e minuciosa por parte do profissional responsável. Essa dificuldade decorre do número de alternativas disponíveis, da relação risco *versus* benefício existente para cada alternativa e da constante busca pelo melhor resultado clínico para o paciente. Por esses motivos, a avaliação dos processos terapêuticos e o consequente efeito das intervenções em saúde têm sido um desafio para pesquisadores e clínicos.

Para auxiliar a tomada de decisão, são utilizadas ferramentas de pesquisa clínica, que podem se basear em evidências ou em resultados experimentais. Os estudos de eficácia e efetividade das ações em saúde são considerados ferramentas chaves no processo decisório. Ambos os termos referem-se ao cumprimento satisfatório e adequado da intervenção avaliada, diferenciando-se pelo método de estudo.

Verifica-se frequentemente uma superposição entre as definições de eficácia e efetividade. A literatura considera ambos como sinônimos e relacionados ao funcionamento ou não da terapêutica avaliada. Assim, entende-se que um tratamento será eficaz/efetivo, se cumprir satisfatoriamente seus efeitos pretendidos (cura, alivío dos sintomas etc.) (SILVA; FORMIGLI, 1994). Portanto, de acordo com essa abordagem, o estudo de intervenções terapêuticas pode ser realizado por duas formas de pesquisa clínica: os ensaios de eficácia e as pesquisas de efetividade.

Uma das conceituações teóricas indica que eficaz é o "que produz o efeito desejado"; e efetivo é o "que se manifesta por um efeito real" (DONABEDIAN, 1980; FREEBORN; GREENLICK, 1973). Segundo publicação recente de Nita e colaboradores (2010), estudos de eficácia e efetividade são complementares, sendo ambos de fundamental importância.

51

Além disso, os estudos de efetividade possuem um papel relevante para o aumento da compreensão dos resultados observados em ensaios de eficácia. No entanto, no Brasil, há a necessidade de maior desenvolvimento dos estudos de avaliação da efetividade, pois os resultados dessas pesquisas podem auxiliar na aprovação de terapias medicamentosas (NITA *et al.*, 2010).

2.6.1 Eficácia *versus* Efetividade

Essas duas metodologias de pesquisa clínica apresentam entre si, diferenças, vantagens e desvantagens. Os estudos de eficácia têm como objetivo avaliar a existência de uma relação causal entre o tratamento e a resposta. O foco está na validade interna. As amostras se caracterizam pela homogeneidade, com critérios de inclusão e exclusão altamente definidos, retirando, por exemplo, os participantes que apresentam co-morbidades. O tratamento precisa ser controlado e a intervenção claramente definida e seguindo protocolos padronizados (NASH *et al,* 2005).

Os estudos de efetividade objetivam avaliar a resposta ao tratamento de forma semelhante ao "mundo real". O foco está na validade externa e as amostras são heterogêneas, incluindo participantes que apresentam comorbidades típicas. O delineamento destes estudos é quase-experimental. A intervenção é realizada na prática clínica real (NASH *et al,* 2005). Apresentam como vantagem a generalização dos resultados, uma vez que estes buscam reproduzir ao máximo as condições de atendimento encontradas na rotina, tendo maior utilidade no campo da clínica.

Os ensaios clínicos de eficácia e de efetividade não devem ser considerados antagônicos, mas complementares na produção de evidências sobre intervenções em saúde (COUTINHO; HUF; BLOCH, 2003).

Considerando as distinções apontadas, pode-se concluir que os estudos de eficácia contribuem para o estabelecimento de relação causal

52

entre tratamento e resultado. Contudo, ensaios clínicos que visam à verificação da eficácia do tratamento são metodologicamente mais difíceis de serem realizados e apresentam maiores custos.

2.6.2 A Efetividade de um Tratamento

Atualmente tem sido frequente a busca por parâmetros de efetividade, ou seja, a capacidade de o tratamento funcionar na prática clínica real, em vez de apenas eficácia, (evidência de benefício em situações estruturadas de pesquisa) (OLLENDICK, 1999).

Uma das formas de realização destes estudos é por pesquisas baseadas em evidências. Estes estudos irão evidenciar empíricamente a eficácia das intervenções avaliadas (KAZDIN, 2004). A prática baseada em evidência não está relacionada com nenhuma orientação teórica específica. Dentro desse paradigma, qualquer intervenção deve ser fundamentada por evidências objetivas e cientificamente comprovadas. Assim, podem ser valorizadas evidências provenientes de estudos observacionais.

Entende-se que a efetividade de um tratamento medicamentoso não depende isoladamente do uso ou não do medicamento. Ao contrário, efetividade de um tratamento relaciona-se, direta ou indiretamente, com diversos fatores referentes tanto ao medicamento, como ao indivíduo ao qual o medicamento é administrado.

Dessa forma, para que um medicamento seja efetivo, primariamente ele deve cumprir com os requisitos de qualidade físico-química relacionados à sua forma farmacêutica, ou seja, deve cumprir satisfatoriamente os ensaios de teor, uniformidade de conteúdo, dureza, desintegração e dissolução, para que, quando do seu uso *in vivo*, possa atingir a corrente sanguínea, tornando-se biodisponível em quantidade suficiente para promover sua ação terapêutica. Satisfazendo-se todos estes requisitos inerentes à qualidade do medicamento, ainda é necessário o cumprimento correto dos quesitos

53

relacionados ao seu uso terapêutico. Nesta etapa, deve-se atender precisamente à posologia indicada, ou seja, a dose certa, no intervalo de tempo recomendado, o qual se baseia no tempo de meia-vida plasmática do fármaco, para que este seja mantido em níveis plasmáticos suficientes para sua ação.

Ainda que todos os itens referentes à qualidade técnica e terapêutica tenham sido satisfeitos, a efetividade de um tratamento ainda sofre a interferência de características do indivíduo a ser medicado. Nesta etapa, podem ser citados fatores tais como o metabolismo, a idade, a capacidade imunológica e, dentre outros, a interferência de fatores indiretos, como a intelectualidade dos indivíduos e os fatores ambientais que o cercam. Como exemplo, citam-se os indivíduos classificados na medicina como *outliers*, os quais, por características pessoais às vezes desconhecidas, não atingem o sucesso terapêutico de um mesmo medicamento que, para indivíduos "normais", é efetivo.

Há diversos métodos para avaliar a efetividade de um tratamento. Um desses métodos se baseia na determinação das razões de chances (*Odds Ratio* - OR). Para tanto, inicialmente são determinados os fatores prognósticos na doença cujo tratamento será avaliado. Com base nessa avaliação, um tratamento medicamentoso será efetivo se o somatório dos valores das razões de chances de todos os fatores predisponentes ao óbito presentes em determinado indivíduo, forem menor do que o valor do OR conferido pelo fator de proteção relacionado ao medicamento, considerando seu intervalo de confiança de 95%. Ao contrário, isto é, se o somatório dos valores de OR dos fatores de risco for maior que o valor do OR de proteção relacionado ao uso do medicamento, considerando seu intervalo de confiança, o tratamento não será efetivo. Esse resultado pode ser extrapolado para outros indivíduos que pertençam ao mesmo grupo determinado pela presença ou ausência dos fatores de risco (NITA *et al.*, 2010).

3 OBJETIVOS

3.1 Geral

Avaliar retrospectivamente a efetividade do antiviral oseltamivir no tratamento da Nova Influenza A (H1N1).

3.2 Específicos

o Descrever os casos da doença no Estado do Paraná, correlacionando temporalmente com as medidas sanitárias adotadas no manejo e contenção da pandemia.

o Caracterizar o perfil sócio-demográfico e clínico da população incluída no estudo.

o Definir o perfil clínico da doença, a partir da frequência de sinais e sintomas apresentados pela população do estudo.

o Determinar quais os fatores que possivelmente predispuseram os pacientes ao desfecho óbito.

o Verificar as taxas de óbito e cura relacionados ao oseltamivir no tratamento da Influenza A (H1N1) durante a pandemia de 2009.

o Comparar a efetividade do tratamento, com base nos fatores de risco para o óbito pela infecção.

o Avaliar o tempo médio decorrido desde o início dos sintomas até o início do tratamento com oseltamivir na população em estudo.

o Correlacionar o tempo médio para início do tratamento, com os desfechos e com a efetividade.

4. MÉTODOS

Foi realizado um estudo de coorte histórica, observacional, por meio de análise documental retrospectiva. Os sujeitos da pesquisa foram pacientes que residiam no Estado do Paraná e que apresentaram diagnóstico positivo de infecção aguda pelo vírus Influenza A (H1N1) durante a pandemia ocorrida no ano de 2009. Os dados desses pacientes foram obtidos retrospectivamente, a partir dos formulários de notificação da doença, documento este que faz parte do prontuário do paciente.

A coleta dos dados foi realizada em Curitiba, em consultas à base de dados e aos formulários eletrônicos do Ministério da Saúde e da Secretaria de Estado da Saúde do Paraná (SESA-PR).

Os formulários de todos os pacientes considerados neste estudo estavam disponíveis em uma base de dados do Ministério da Saúde, denominada de DATASUS, que permitiu acesso remoto, mediante o uso de *login* e senha, a partir do endereço eletrônico http://portalweb04.saude.gov.br/Influenza/default.asp. Além do acesso remoto, os dados foram obtidos diretamente, por arquivo digital disponibilizado pelo CIEVS/SESA-PR, órgão estadual responsável pelo registro e manutenção destes formulários de notificação da doença.

A base de dados final foi elaborada em arquivo eletrônico em formato Access e Excel 2007 e verificada quanto a inconsistências.

Com a finalidade de atender as diretrizes e normas regulamentadoras contidas na Resolução n° 196/96 sobre Pesquisa envolvendo Seres Humanos do Conselho Nacional de Saúde/M.S., este projeto foi aprovado pelo Comitê de Ética em Pesquisa do Setor de Ciências da Saúde (CEP-SD) da Universidade Federal do Paraná, sob o número de registro 938.063.10.06 e CAAE: 0038.0.091.000-10. A necessidade de consentimento livre e esclarecido foi dispensada, devido ao desenho retrospectivo do estudo. O Termo de Compromisso dos Pesquisadores e o Termo de Compromisso para Uso de Dados foram devidamente assinados e aprovados pelo CEP-SD, juntamente com o projeto.

4.1 Critérios de inclusão e exclusão

Somente foram incluídos na pesquisa os formulários de notificação dos pacientes cujo diagnóstico positivo foi realizado por técnica de RT-PCR, com etiologia positiva para o vírus da Influenza A (H1N1)/2009 pandêmico, e que estavam disponíveis até a data da coleta dos dados.

Consideraram-se como critérios de exclusão a ausência de informações relevantes para a pesquisa, como, por exemplo, informações a cerca do desfecho ou da etiologia viral, ou ainda, a presença de dados em duplicidade, duvidosos ou incoerentes.

4.2 Desfechos

Mediante a revisão da literatura sobre a evolução do quadro clínico dos pacientes infectados pelo vírus da gripe A (H1N1), foram considerados neste estudo dois desfechos: cura ou óbito. Os casos de óbito foram confirmados laboratorialmente, enquanto que os casos de cura foram determinados pela melhora clínica do paciente, o qual apresentou ausência dos sinais e sintomas da infecção.

4.3 Coleta dos dados a partir dos formulários

Foram avaliados dados clínico-epidemiológicos, exame radiológico, a data de início dos sintomas e demais dados referentes à evolução do paciente, ao possível prognóstico e ao tratamento com oseltamivir.

A partir dos dados clínico-epidemiológicos, foram realizadas a caracterização da população afetada pela doença e a determinação dos principais sinais e sintomas relatados por essa população.

4.4 Descrições da pandemia no Estado do Paraná

A descrição dos casos da doença evidenciados no Estado do Paraná durante a pandemia de 2009 foi realizada por meio da construção de histogramas temporais, utilizando as datas referentes ao início dos sintomas e aos óbitos. Os resultados foram discutidos e avaliados em relação às medidas adotadas pelas autoridades sanitárias e de saúde do Estado, buscando avaliar a qualidade dessas ações e a possibilidade de serem reutilizadas em eventuais situações futuras.

4.5 Caracterização sóciodemográfica e clínica da população

As variáveis relacionadas ao perfil sóciodemográfico e clínico da população incluída no estudo foram submetidas à estatística inferencial.

4.6 Determinações dos subgrupos da população em estudo

Os pacientes foram categorizados em relação à faixa etária, gênero, gestação, idade gestacional e presença de comorbidades.

4.6.1 Subdivisão por Faixa Etária

Os pacientes foram agrupados por idade, obedecendo a três critérios pré-estabelecidos para esta pesquisa. O primeiro critério considerou as faixas etárias determinadas pelo Ministério da Saúde para a participação das campanhas de vacinação contra o vírus Influenza A (H1N1)/2009 pandêmico (crianças entre seis meses e dois anos de idade, população de 20 a 29 anos e de 30 a 39 anos e com mais de 60 anos de idade). O segundo critério considerou um período aproximado de 10 anos para cada faixa etária, a fim de padronização. O terceiro critério procurou atender às definições relacionadas a primeira infância, crianças, adolescentes, jovens, adultos e idosos. Assim, a subdivisão dos pacientes por faixa etária originou oito sub-grupos, definidos como: ≤ 2 anos, 3 a 10 anos, 11 a 19 anos, 20 a 29 anos, 30 a 39 anos, 40 a 49 anos, 50 a 59 anos, ≥ 60 anos.

4.6.2 Subdivisão por gestação

Para esta categorização, inicialmente observou-se a idade das gestantes incluídas no estudo. Assim, verificou-se que as idades mínimas e máximas das gestantes eram de 11 e 49 anos, respectivamente, permitindo a classificação desta faixa etária como a de idade fértil. Desta forma, as mulheres com idade compreendida entre 11 e 49 anos, foram agrupadas em gestantes e não gestantes, concordando com a orientação da OMS (CBCD, 2002). As gestantes foram ainda subdivididas segundo a idade gestacional, conforme relatado no formulário de notificação, a saber: primeiro trimestre, segundo trimestre, terceiro trimestre e idade gestacional não informada.

4.6.3 Subdivisão por comorbidade

Os pacientes foram inicialmente categorizados em presença ou ausência de comorbidades. Posteriormente, os pacientes que se enquadraram no primeiro grupo foram classificados em portadores de doença isolada ou associada a uma ou mais dessas comorbidades simultaneamente. Para tanto, foram consideradas como comorbidades doenças de base pré-existentes e relacionadas aos seguintes sistemas: cardíaco (cardiopatias), pulmonar (pneumopatias), renal (nefropatias), imunológico (imunodepressão) e metabólico (*Diabetes melittus*). Além dessas, também foram consideradas a obesidade e a hipertensão arterial sistêmica (HAS). Nos casos de cardiopatias, estão inclusos os pacientes com insuficiência cardíaca, coronariopatia, arritmias e outras. Entre os casos de pneumopatias, estão incluídos os pacientes asmáticos e os casos de bronquite. Dentre as nefropatias, incluem-se a insuficiência renal, cálculos renais, rins policísticos e síndrome nefrótica. Na imunodepressão, estão incluídos os pacientes com HIV positivo (em fase de descompenssação imunológica) e, na doença metabólica, todos os casos de *Diabetes mellitus*.

4.7 Definição do perfil clínico da doença

As variáveis relacionadas aos sinais e sintomas da infecção foram avaliadas quanto à frequência e proporção, realizando comparações entre os grupos por intermédio do teste-z.

Posteriormente, os sintomas foram classificados segundo a faixa percentual de ocorrência, conforme relatado pelos pacientes deste estudo. Estas faixas percentuais e suas classificações, ilustradas na tabela 1, foram determinadas pelos autores deste trabalho, baseados na nomenclatura citada por compêndios oficiais.

TABELA 1 – CRITÉRIOS DE CLASSIFICAÇÃO DOS SINTOMAS SEGUNDO O PERCENTUAL DE OCORRÊNCIA

Classificação	Percentual
Mais frequentes	100% - 50%
Frequência Moderada	< 50% - 20%
Ocasionais	< 20% - 5%
Raros	< 5%

FONTE: O autor (2010)

4.8 Estudo dos fatores Prognósticos

Os casos de óbito de cada subgrupo da população do estudo foram alvo da pesquisa de possíveis fatores com relação direta ou indireta com o evento, a fim de determinar quais circunstâncias predispuseram o indivíduo aos desfechos cura e óbito. Assim, para o estudo dos possíveis fatores de risco relacionados ao óbito pela infecção, foi construído um modelo de regressão logística, utilizando os desfechos como variável dependente.

Esta variável reposta (dependente) é do tipo *Bernoulli*, isto é, assume apenas os valores 0 ou 1, sendo 1 quando o paciente evoluiu ao desfecho óbito e 0 se evoluiu ao desfecho cura. As variáveis explicativas em sua maioria também assumem apenas valores 0 ou 1, sendo 1 quando o paciente apresentava a referida característica e 0 quando não apresentava.

Todas as variáveis foram inicialmente testadas quanto a sua possível relação com o desfecho por meio da análise univariada, considerando como significativos valores de $p < 0,25$. Além desse critério, ainda foram consideradas as possíveis relações biológicas entre as variáveis e os desfechos, segundo a literatura consultada. Assim, as variáveis que cumpriram satisfatoriamente os critérios definidos foram utilizadas como variáveis independentes ou covariáveis (variáveis de confundimento). Foram consideradas como variáveis de confundimento fatores que pudessem interferir ou predispor o indivíduo a cada um dos possíveis desfechos.

Para a determinação de preditores independentes para mortalidade pela Nova Influenza A (H1N1)/2009, a Razão de Chances (*Odds Ratio* - OR) foi estimada com base na análise de regressão logística multivariada, incluindo a robustez e as interações por meio de testes de razão de verossimilhança. Um modelo usando entrada *Stepwise Backward-LR* foi construído, utilizando as variáveis relacionadas aos dados demográficos, comorbidades, apresentações clínicas e tratamento com oseltamivir que satisfizeram os requisitos estabelecidos na análise univariada. Para a

61

obtenção do resultado foram considerados os critérios estabelecidos pela estatística de Wald. Utilizou-se um intervalo de confiança de 95% e consideraram-se como significativos os valores de $p < 0,05$.

O OR pode ser interpretado como a razão de chances para a ocorrência de um evento. Trata-se de uma aproximação do risco relativo, dado pela proporção entre a probabilidade de ter ou não o desfecho avaliado, mediante a exposição e não exposição ao fator de risco em estudo.

4.9 Avaliação da efetividade do tratamento com oseltamivir

A avaliação da efetividade do tratamento com oseltamivir foi realizada dentro de cada subgrupo da população em estudo. Para tanto, os pacientes foram relacionados a um grupo controle, respectivo ao subgrupo a que pertenciam. Esses pacientes foram ainda divididos em relação ao tratamento com oseltamivir, a saber: tratados (que receberam o medicamento) e não tratados (não receberam o medicamento). Os desfechos relatados em cada subgrupo dessa população foram comparados com seus respectivos controles e relacionados a todas as possíveis variáveis de confundimento, a fim de determinar se o tratamento com oseltamivir foi efetivo.

A efetividade foi então determinada avaliando-se os desfechos apresentados e sua possível relação com o uso do oseltamivir, por intermédio do cálculo do OR dos pacientes de cada grupo e dos respectivos controles. Todos os pacientes e os controles foram subdivididos segundo o desfecho (cura ou óbito) e o tratamento com oseltamivir (tratados e não tratados), construindo-se uma tabela 2x2x2. Para avaliar se houve diferença significativa entre a efetividade de cada grupo, comparado ao seu controle, foi realizado o teste de homogeneidade de Breslow-Day, considerando como significativos os valores de $p < 0,05$. A avaliação da existência de relação entre as variáveis analisadas foi realizada pelo teste de Mantel-Haenszel, considerando como significativos os valores de $p < 0,05$.

Nos casos em que os pacientes pertencentes a determinado grupo não apresentaram indivíduos alocados em algum dos subgrupos referentes ao *status* em relação ao medicamento e o respectivo desfecho, a efetividade foi calculada comparando-se os pacientes tratados deste grupo que evoluíram ao desfecho cura com os pacientes tratados do respectivo grupo controle que igualmente evoluíram à cura. Dessa forma, não foi possível o cálculo do teste de homogeneidade de Breslow-Day, sendo somente considerados os valores relativos da efetividade e a significância ou não do teste de Mantel-Haenszel.

Além disso, o método de Kaplan-Meier foi utilizado para determinar se houve diferença entre a sobrevida dos pacientes tratados em relação aos que não receberam o tratamento com oseltamivir, verificando a existência de outros benefícios em relação ao uso do medicamento. Esse resultado foi obtido pelas curvas de sobrevida, utilizando o tempo decorrido entre o início dos sintomas e a data do óbito.

4.9.1 Determinação dos grupos controle

Os pacientes que apresentavam os fatores de risco foram denominados de grupo exposto, enquanto que, os pacientes que não apresentavam esses fatores foram classificados como grupo não exposto (grupo controle). Os indivíduos de cada um desses grupos foram ainda divididos em tratados e não tratados com oseltamivir.

4.10 Avaliação do tempo decorrido entre o início dos sintomas e o início do tratamento com oseltamivir e a relação com os desfechos.

Foi realizado o cálculo do tempo médio decorrido entre o início dos sintomas e o início do tratamento com oseltamivir, na amostra de pacientes que receberam o medicamento. O tempo médio para iniciar o tratamento foi comparando entre os pacientes que evoluíram para a cura e para o óbito. Assim, foi correlacionada a importância desta variável com a evolução aos desfechos e, consequentemente, com a efetividade do oseltamivir.

4.11 Análises estatísticas

O programa utilizado para as análises estatísticas foi o S.P.S.S. 17.0 para Windows, utilizando um nível de significância de $p < 0,05$ em todas as comparações.

Para as análises de determinação dos fatores prognósticos, a regressão logística foi selecionada por tratar-se de uma técnica apropriada, quando a variável dependente é categórica (principalmente, se do tipo binária). Além disso, a regressão logística se enquadra na classe de métodos estatísticos multivariados de dependência, pois relaciona um conjunto de variáveis independentes com uma variável dependente categórica, visando minimizar erros de classificação (SHARMA, 1996; HAIR et al., 1998; MORGAN; GRIEGO, 1998).

4.11.1 Regressão Logística

Segundo Hosmer e Lemeshow (1989), a técnica de regressão logística tornou-se um método padrão de análise de regressão para variáveis medidas de forma dicotômica.

64

Uma das maiores vantagens da regressão logística é sua abordagem probabilística, na qual a chance de ocorrer certo evento é estimada a partir de uma série de variáveis independentes ou explanatórias. O objetivo da regressão logística é achar o melhor relacionamento entre a variável resposta (de saída ou dependente) e um conjunto de variáveis explanatórias ou preditivas, sendo o modelo final aquele que apresentar o melhor ajuste matemático e for naturalmente razoável de se explicar (HOSMER; LEMESHOW, 1989).

Os modelos de regressão linear não são apropriados para se analisar a relação de diversos fatores e a probabilidade de ocorrência de um evento, pois quando os dados são ajustados a uma linha reta, o valor esperado da variável resposta, dado um conjunto de variáveis explicativas, pode assumir valores que vão de menos infinito até mais infinito e isto viola as leis de probabilidade. Assim, para resolver este problema na análise de variáveis dependentes dicotômicas foi desenvolvida a regressão logística.

Na regressão logística, ao predizer o valor de uma variável numa escala dicotômica, por exemplo, de 0 a 1, os dados são ajustados a uma curva em forma de S, impedindo a ocorrência de predições impossíveis. Assim, a regressão logística reescreve o modelo clássico de regressão linear, de modo a confirmar o valor da variável resposta para a faixa de 0 a 1, ao mesmo tempo em que as variáveis independentes possam variar continuamente (HOSMER; LEMESHOW, 1989).

Diferente da regressão linear clássica, os erros desse modelo não seguem uma distribuição normal, mas sim a de Bernoulli. Assim, enquanto na regressão linear o método usado para estimar os coeficientes $\beta_0,..., \beta_n$ é o método dos mínimos quadrados, na regressão logística usa-se o método da máxima verossimilhança, que encontra os valores dos parâmetros $\beta_0,..., \beta_n$, que maximizem a probabilidade de se obter o conjunto observado de dados (HOSMER; LEMESHOW, 1989).

O método *backward*, que foi selecionado para uso neste trabalho, caracteriza-se por incorporar todas as variáveis e, após percorrer várias etapas, uma variável por vez pode ser eliminada. Se em uma determinada etapa não houver eliminação de alguma variável, o processo é então interrompido e as variáveis restantes definem o modelo final. Numa dada etapa, temos um determinado modelo que denominamos modelo completo da etapa, ou modelo saturado, e são investigadas as contribuições individuais das variáveis a esse modelo. A variável de pior desempenho é eliminada, comparando-se o modelo completo com o modelo reduzido, pela retirada de tal variável (HOSMER; LEMESHOW, 1989).

Para verificar a significância do modelo final, são realizados alguns testes estatísticos adicionais. Primeiro, um teste chi-quadrado para mudança no valor $-2LL$ do modelo base, sendo este comparável com o teste F geral em regressão múltipla. Além disso, a medida do teste de Hosmer e Lemeshow de ajuste geral indica se houve ou não diferença estatisticamente significativa entre as classificações observadas e previstas. Estas duas medidas, em combinação, fornecem suporte para que se aceite o modelo de regressão logística como significante. Estes testes asseguram a evidência de significância estatística das variáveis, devendo-se também considerar outros fatores relevantes, como a importância da variável em relação ao evento modelado e a influência conjunta de outras importantes variáveis (HAIR, 1998).

Existe ainda outra medida da qualidade do modelo de regressão, que é comparável ao R^2 no modelo de regressão múltipla. Trata-se da medida R^2 *Cox e Snell*. Entretanto, esta medida está limitada pelo fato de que não consegue alcançar o valor máximo de 1, de modo que *Nagelkerke* propôs uma modificação que tem o alcance de 0 para 1 (HOSMER; LEMESHOW, 1989).

5. RESULTADOS E DISCUSSÃO

5.1 PACIENTES SELECIONADOS

O preenchimento do Formulário de Notificação dos casos da Nova Influenza A (H1N1) foi realizado em cumprimento à Portaria nº 5, de 21 de fevereiro de 2006. Esta portaria foi atualmente revogada pela Portaria nº 2.472, de 31 de agosto de 2010. Ambas referem-se à relação de doenças, agravos e eventos em saúde pública de notificação compulsória e imediata em todo o território nacional.

Conforme artigo primeiro da Portaria número 5, vigente na época de ocorrência da pandemia, os casos suspeitos ou confirmados de Influenza humana por novo subtipo foram inseridos na Lista Nacional de Doenças e Agravos de Notificação Compulsória. Ainda, segundo o artigo terceiro desta Portaria, a Influenza humana por novo subtipo (pandêmico), foi definida como doença de Notificação Imediata à Secretaria de Vigilância em Saúde - SVS/MS. Conforme disposto no parágrafo único deste artigo, a notificação imediata poderia ser realizada pelo serviço de notificação eletrônica de emergências epidemiológicas (e-notifica), diretamente pelo sítio eletrônico da Secretaria de Vigilância em Saúde (www.saude.gov.br/svs), por intermédio do serviço telefônico de notificação de emergências epidemiológicas 24 horas (Disque-Notifica), ou por meio de ligação para número nacional divulgado pela Secretaria de Vigilância em Saúde - SVS/MS.

As notificações deveriam ser realizadas em, no máximo, 24 horas a partir do momento da suspeita inicial (artigo quarto). No entanto, a notificação imediata não substituía a necessidade de registro posterior das notificações em conformidade com o fluxo, a periodicidade e os instrumentos utilizados pelo Sistema de Informação de Agravos de Notificação – SINAN. Esse registro compreendeu o preenchimento do Formulário de Notificação

(Ficha de Investigação Epidemiológica Especifica - Influenza Humana por Novo Subtipo - Pandêmico).

Em conformidade com a Lei número 6259, de 30 de outubro de 1975, e segundo o artigo quinto desta Portaria, os profissionais de saúde no exercício da profissão, bem como os responsáveis por organizações e estabelecimentos públicos e particulares de saúde e ensino, foram obrigados a comunicar aos gestores do Sistema Único de Saúde - SUS a ocorrência dos casos suspeitos ou confirmados. Além disso, conforme disposto no artigo sexto, os resultados dos exames laboratoriais das doenças de notificação imediata deveriam ser notificados, pelos laboratórios de referência nacional, regional e laboratórios centrais de saúde pública de cada Unidade Federada, concomitantemente às Secretarias Estaduais de Saúde, Secretarias Municipais de Saúde e a SVS/MS.

Conforme o "Plano Estadual de Contingência do Paraná Para o Enfrentamento de uma Pandemia de Influenza", cuja versão preliminar foi publicada em 10 de junho de 2009, o Formulário de Notificação a ser utilizado para o preenchimento dos dados dos pacientes, foi o disponibilizado no SINAN e fornecido pelo município de notificação/ocorrência para o atendimento do paciente. O seu preenchimento deveria ser realizado pelo profissional que prestou assistência ao paciente, ou pelo serviço que realizou o primeiro atendimento, ou ainda, no Hospital de Referência, se for caso de internamento. Além disso, o serviço que preencheu o Formulário de Notificação deveria disponibilizar uma cópia ao serviço de vigilância do município, o qual por sua vez, deveria enviar uma cópia à Regional de Saúde e, simultaneamente, ao CIEVS – Centro de Informações Estratégicas e Respostas em Vigilância em Saúde.

A atualização dos dados constantes nestes formulários, referentes à confirmação dos casos suspeitos e a evolução clínica dos pacientes (cura ou óbito), era realizada pelo contato frequênte entre os serviços de saúde e as autoridades responsáveis pelo registro dessas informações. No entanto, apesar das instruções para o preenchimento correto e completo dos campos de informações constantes no formulário, incluindo informações a respeito do tratamento com oseltamivir, observou-se um grande número de formulários incompletos. Por este motivo, as amostras selecionadas para a realização desta pesquisa foram restringidas pela qualidade das notificações, conforme observado do fluxograma da figura 6.

O preenchimento do formulário de notificação seguia o modelo questionário-resposta, no qual o profissional da saúde, responsável pelo atendimento ao paciente, fazia os questionamentos conforme os campos do formulário e, o paciente respondia, possibilitando o preenchimento dos dados.

Inicialmente, identificamos o registro de 121.513 formulários de notificação, referentes aos pacientes do Estado do Paraná registrados como caso suspeito ou confirmado, que estavam disponíveis na data da coelta dos dados. O primeiro critério de inclusão determinado, referente ao diagnóstico realizado pelo critério laboratorial, permitiu selecionar 13.193 pacientes. Do restante, 87.284 pacientes foram diagnosticados pelo critério clínico-epidemiológico e, 21.036 formulários apresentaram este campo de informação não preenchido.

Em cumprimento ao segundo critério de inclusão, foram selecionados 6.010 pacientes que apresentaram o diagnóstico laboratorial positivo. Dos demais pacientes, 6.204 apresentaram diagnóstico negativo, 27 inconclusivos e 952 apresentavam este campo do questionário não preenchido.

FIGURA 6 – FLUXOGRAMA DA SELEÇÃO DAS AMOSTRAS

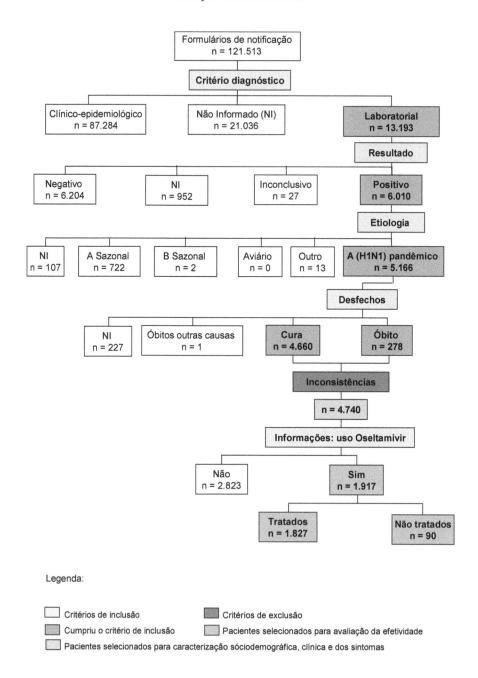

Legenda:

☐ Critérios de inclusão   ▨ Critérios de exclusão
▨ Cumpriu o critério de inclusão   ☐ Pacientes selecionados para avaliação da efetividade
☐ Pacientes selecionados para caracterização sóciodemográfica, clínica e dos sintomas

O terceiro critério de inclusão observou o preenchimento do campo referente à etiologia viral identificada no exame laboratorial positivo. Este critério permitiu selecionar 5.166 pacientes, cuja etiologia viral foi identificada como Influenza A (H1N1) pandêmico. Para os demais pacientes, a etiologia viral identificada foi para o vírus Influenza A sazonal (722), Influenza B sazonal (2) ou outros vírus respiratórios (13). Essa informação foi omitida em 107 formulários. Além disso, não se observou nenhum vírus aviário (H5N1).

O número de formulários utilizados foi ainda restringido para 4938 após a seleção dos desfechos cura e óbito. Foram excluídos 227 formulários por não apresentarem o campo relacionado ao desfecho preenchido e, um formulário indicou óbito por outras causas.

Após a verificação das inconsistências nos dados selecionados, restaram 4.740 formulários. Estes formulários representaram os pacientes com diagnóstico positivo obtido pelo exame laboratorial, segundo a técnica de RT-PCR, e cuja etiologia foi positiva para o vírus Influenza A (H1N1) pandêmico, apresentando informações acerca dos desfechos. Os excluídos apresentavam inconsistências ou informações duplicadas (mesmo paciente com registro em duas ou mais unidades de atendimento diferentes). Essa amostra foi utilizada para caracterizar o perfil sociodemográfico e clínico da população e para a definição do perfil clínico da doença.

Para a pesquisa dos fatores prognósticos e avaliação da efetividade do oseltamivir, foram utilizados os dados de 1.917 pacientes, cujos formulários apresentam informações acerca do uso ou não do oseltamivir.

5.2 FREQUÊNCIA DE CASOS E ÓBITOS DA NOVA INFLUENZA A (H1N1) OCORRIDOS NO ESTADO DO PARANÁ DURANTE A PANDEMIA DE 2009

Após o início da pandemia no México, em março de 2009, a ocorrência dos casos da Nova Influenza A (H1N1) no Estado do Paraná ao longo do ano é representada na figura 7. A figura ilustra um histograma com o registro ininterrupto dos casos ocorridos desde a data de primeiro de junho até a data de 31 de dezembro do ano de 2009. O registro do primeiro caso confirmado laboratorialmente no Estado do Paraná ocorreu no início de junho, datado no dia quatro deste mês. A maior frequência no registro dos casos ocorreu entre o final de julho e início de agosto, com o registro máximo de 178 casos no dia 3 de agosto. Este período coincide com a sazonalidade da doença no Estado, em decorrência do período de inverno, fato este que pode ter contribuído para o aumento do número de casos da doença.

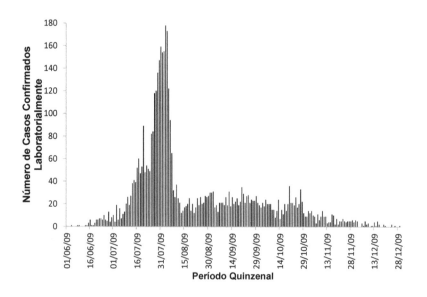

FIGURA 7 - HISTOGRAMA DOS CASOS DE INFLUENZA A (H1N1) NO ESTADO DO PARANÁ DURANTE A PANDEMIA DE 2009.

A população estava em pânico com o imenso número de doentes que eram oficialmente (ou extra oficialmente) divulgados, principalmente por não ser até então conhecida a mortalidade por esta nova variante viral. Além disso, a divulgação das semelhanças genéticas desta nova cepa viral com a responsável pela gripe espanhola ocorrida em 1918 contribuiu também para aumentar a disseminação do medo.

A diminuição significativa do número de casos a partir da segunda semana do mês de agosto é um reflexo das medidas de contenção que foram adotadas em todo o estado do Paraná. Visando o controle da situação e na tentativa de proteger a população contra a infecção, as autoridades de saúde locais intensificaram as campanhas de informação e educação sobre como se proteger desta infecção e sobre quando e onde buscar auxílio médico. As campanhas foram divulgadas por cartazes, mensagens em ônibus, programas de televisão, rádio e outros. Dentre as informações divulgadas por essas campanhas, estava a orientação sobre o uso correto do álcool gel a 70%, a lavagem recorrente das mãos com água e sabão, o uso de máscaras de proteção e a importância de manter os ambientes arejados e evitar aglomerações. Além disso, orientava sobre os principais sinais e sintomas indicativos da infecção, para que o indivíduo procurasse auxílio médico o mais breve possível ao suspeitar dos primeiros sintomas. Outras medidas mais severas de contenção que começaram a ser tomadas pelas autoridades de saúde foram a suspensão das aulas e o cancelamento de eventos que acarretassem em aglomeração de pessoas.

Essas estratégias foram adotadas devido à principal forma de transmissão do vírus Influenza, que ocorre pela via respiratória, tanto de forma direta como indireta. Assim, graças à via de transmissão, conhecer sobre a doença e sobre as formas de prevenção é de extrema importância para o controle do número de casos. Os resultados observados após o aumento das campanhas educativas contribuem com a conclusão de que instruir o indivíduo ao seu autocuidado é uma ferramenta importante na prevenção e controle de uma pandemia.

A figura 8 ilustra os casos da doença que evoluíram ao desfecho óbito. Pode-se observar que o maior número de óbitos coincide com o período de maior registro de casos, ou seja, entre os meses de julho e agosto, com o primeiro registro ocorrido no dia primeiro de julho e o registro máximo de 12 óbitos no dia cinco de agosto de 2009.

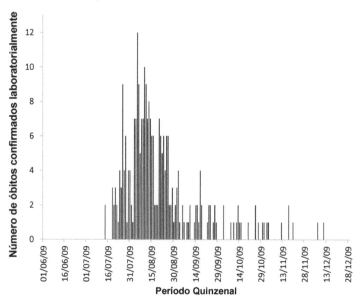

FIGURA 8 – HISTOGRAMA DOS ÓBITOS PELA NOVA INFLUENZA A (H1N1) REGISTRADOS NO ESTADO DO PARANÁ DURANTE A PANDEMIA DE 2009

Apesar de tudo, acredita-se que o número de óbitos foi menor do que o esperado, quando comparamos os casos de óbito às pandemias de Influenza anteriores. Esse fato pode ser atribuído ao preparo das autoridades locais para o enfrentamento da situação, seja por meio da adoção de medidas educativas e sanitárias, ou pelo manejo dos casos junto ao sistema de saúde do Estado, por intermédio da distribuição efetiva do oseltamivir aos pacientes com sintomas indicativos da infecção.

74

5.3 CARACTERIZAÇÃO DO PERFIL SÓCIODEMOGRÁFICO E CLÍNICO DOS PACIENTES CONFIRMADOS LABORATORIALMENTE

Os formulários de notificação dos 4.740 pacientes que tiveram a Influenza A (H1N1) no Estado do Paraná durante a pandemia de 2009, foram submetidos a análises de frequência e proporção por meio da estatística inferencial.

Dentre estes pacientes, 2.527 (53,3%) eram do gênero feminino e 2.213 (46,7%) eram do gênero masculino. Em relação aos desfechos clínicos da doença, 273 (5,8%) pacientes foram a óbito, enquanto que 4.467 (94,2%) indivíduos evoluíram para a cura.

Quanto à idade, a média observada no grupo total de pacientes infectados foi de 23,5 (±15,7) anos. A idade média observada no grupo de pacientes que evoluiu para a cura foi de 22,7 (±15,2) anos. Já a idade média observada no grupo de pacientes que evoluiu para o óbito foi de 37,7 (±15,8) anos. Esses resultados revelam uma diferença de 15 anos na idade média dos pacientes que evoluíram a cada um dos desfechos.

Os indivíduos foram ainda subdivididos conforme a faixa etária, segundo os critérios descritos no item 4.6.1. Conforme pode ser observado pelo gráfico da figura 9, a faixa etária que acumulou o maior número de doentes foi a de 20 a 29 anos de idade, com um total de 1.223 pacientes, representando 25,8% do total de indivíduos incluídos nesse estudo. Conforme as observações realizadas, constatou-se que 92% dos casos ocorreram em indivíduos menores de 50 anos de idade. Esses dados indicam que a doença, no Estado do Paraná, preponderou em indivíduos jovens, confirmando os dados apresentados por outros estudos (KHAZENI *et al.*, 2009; HUI; LEE; CHAN, 2010). Esse fato possivelmente decorre da escassez de imunidade, devida à ausência de contato prévio com cepas virais antigenicamente semelhantes à da atual pandemia, acarretando em uma maior suscetibilidade para contrair a doença.

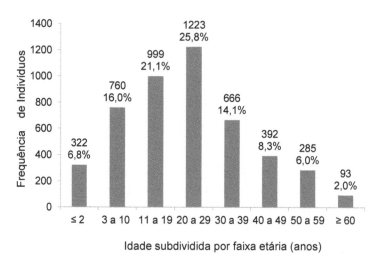

Idade subdividida por faixa etária (anos)

FIGURA 9 – DIVISAO DOS PACIENTES DA AMOSTRA ESTUDADA, CONFORME FAIXA ETÁRIA (n = 4.740)

A menor incidência da doença no subgrupo de pacientes com idade ≥ 60 anos confirma as suposições de que pode haver imunidade cruzada previamente existente nesta camada da população, oriunda do contato prévio com outros vírus Influenza circulantes, que apresentam semelhanças em relação à composição das glicoproteínas de membrana (H e N). Este resultado coincide com dados de outros estudos realizados nos Estados Unidos e no Reino Unido, que indicaram que uma proporção substancial dos indivíduos nascidos antes de 1957 possui anticorpos de reação cruzada com o vírus da Nova Influenza A (H1N1), responsável pela pandemia de 2009. Estes dados são coerentes com a exposição ao vírus da gripe A (H1N1) em circulação na população durante o período de 1918-1957, explicando a menor incidência da doença nestas gerações durante a pandemia atual (PEBODY et al., 2010). Aliada a esse fato, há ainda a imunidade originada a partir das vacinas, que são administradas anualmente nos indivíduos deste grupo etário, dada a semelhança entre algumas das cepas virais. Observando os pacientes que evoluíram aos desfechos cura e óbito, segundo a faixa etária, obtivemos os resultados ilustrados nas figuras 10 e 11, respectivamente.

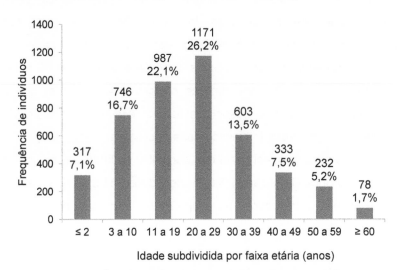

FIGURA 10 – DIVISÃO DOS PACIENTES DA AMOSTRA ESTUDADA QUE EVOLUÍRAM À CURA, CONFORME FAIXA ETÁRIA (n = 4.467)

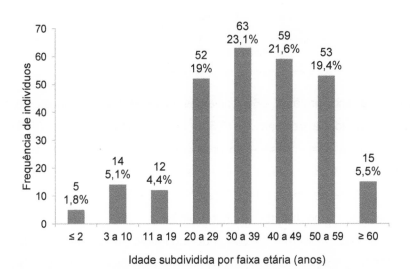

FIGURA 11 – DIVISÃO DOS PACIENTES QUE EVOLUÍRAM AO ÓBITO, CONFORME FAIXA ETÁRIA (n = 273)

Esses gráficos evidenciaram que o perfil etário dos pacientes que evoluíram à cura é semelhante ao dos pacientes que contraíram a infecção. Nesses indivíduos, os maiores percentuais estão representados pelos pacientes com idade inferior a 50 anos. Já em relação aos pacientes que evoluíram ao óbito, o perfil etário é invertido, sendo que a maior parte dos casos de óbito foi observada nos pacientes com idade entre 20 e 59 anos. Esses resultados diferem dos encontrados na gripe sazonal, em que a maioria das mortes ocorre nos idosos, justificando assim a administração anual de vacinas contra o vírus Influenza nessa população.

Em relação à etnia, a maior parte dos pacientes incluídos no estudo se declarou da cor branca, totalizando 3.878 indivíduos (81,8%). Os demais percentuais étnicos encontrados na população estudada podem ser observados na tabela 2.

TABELA 2 – DIVISÃO DOS PACIENTES SEGUNDO A RAÇA/COR RELATADA

Raça / Cor	Quantidade	%
Branco	3.878	81,8
Negro	90	1,9
Amarelo	62	1,3
Pardo	435	9,2
Indígena	53	1,1
Não informado	222	4,7
TOTAL	4.740	100

Quanto à escolaridade, 660 pacientes (13,9%) eram crianças com idade abaixo da idade escolar, 26 (0,5%) eram analfabetos, 414 (8,7%) tinham da primeira a quinta série do ensino fundamental (antigo primário) incompleta e 148 (3,1%) pacientes tinham os cinco anos do ensino primário completos. Na faixa de escolaridade referente ao período da sexta à nona série do ensino fundamental (antigo ginásio), 188 pacientes (4%) apresentaram este nível de escolaridade completo, enquanto que 518 pacientes (10,9%) apresentaram este nível de escolaridade incompleto. Dos demais indivíduos, 374 (7,9%) apresentavam o ensino médio incompleto, 557 (11,8%) já haviam completado o ensino médio, 224 (4,7%) possuíam ensino superior incompleto e 386 (8,1%) apresentavam ensino superior completo. Esta informação não pode ser obtida de 1.245 indivíduos (26,3%), pois não estava informada no formulário de notificação destes pacientes.

Do total de mulheres incluídas no estudo, 1.803 delas (71,3%) estavam em idade fértil, ou seja, eram pacientes cuja idade relatada encontrava-se entre 11 e 49 anos. Deste total, 353 (19,6%) eram gestantes. Quando analisadas conforme a idade gestacional, observaram-se os números e percentuais ilustrados na figura 12. Somente 8 gestantes (2,3%) não tiveram a idade gestacional relatada no formulário de notificação.

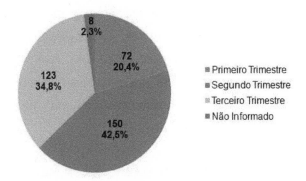

FIGURA 12 – DISTRIBUIÇÃO DAS GESTANTES SEGUNDO A IDADE GESTACIONAL (n = 353)

Dentre as gestantes, 16 (4,5%) foram a óbito, enquanto que 337 (95,5%) evoluíram para a cura. A divisão das gestantes que evoluíram para o óbito, segundo a idade gestacional, está representada na figura 13. Essa divisão permitiu identificar que a maior parte das gestantes que evoluíram para o óbito estava no terceiro trimestre gestacional.

Quanto à presença de comorbidades ou condições clínicas pré-existentes nessa população, foram mensuradas as mais relatas nos formulários de notificação da população do estudo, tais como as cardiopatias, pneumopatias, nefropatias, imunodepressão, hipertensão arterial sistêmica (HAS), diabetes, tabagismo e obesidade.

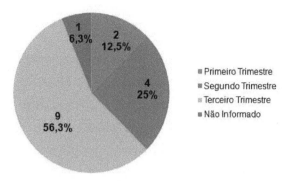

FIGURA 13 – DISTRIBUIÇÃO DOS ÓBITOS EM GESTANTES SEGUNDO A IDADE GESTACIONAL (n = 16)

Esses quadros clínicos foram encontrados tanto de forma isolada, como em associações uns com os outros. Após avaliação, constatou-se que haviam 3.713 (78,3%) indivíduos sadios, ou seja, que não apresentavam nenhuma comorbidade prévia ao episódio da Influenza. Dos demais pacientes 1.027 (21,7%), apresentavam uma ou mais comorbidades associadas, conforme descrito na tabela 3.

TABELA 3 – DIVISÃO DOS PACIENTES POR NÚMERO DE COMORBIDADES RELATADAS

Nº DE COMORBIDADES ASSOCIADAS	FREQUÊNCIA	%
0 (Sadios)	3.713	78,3
1	828	17,5
2	163	3,4
3	29	0,6
4	4	0,08
5	1	0,02
6	0	0,0
7	2	0,04

As comorbidades ou condições clínicas associadas mais frequentes foram os casos de pneumopatias, o tabagismo, as cardiopatias, a HAS e a doença metabólica (diabetes), conforme observado nos resultados representados na tabela 4.

TABELA 4 – LEVANTAMENTO DAS COMORBIDADES PRÉ-EXISTENTES

COMORBIDADES	FREQUÊNCIA	% (4740)
Cardiopatias	144	3,0
Pneumopatias	416	8,8
Nefropatias	47	1,0
Imunodepressão	101	2,1
Tabagismo	259	5,5
Doença metabólica	108	2,3
HAS	125	2,6
Obesidade	48	1,0

Em relação à evolução do quadro clínico, 1.911 (40,3%) pacientes necessitaram de tratamento hospitalar. Observando a tabela 5, que representa os internamentos subdivididos por faixa etária, verifica-se que os indivíduos acima dos 40 anos de idade apresentaram maior proporção de internamento em relação aos pacientes dos respectivos subgrupos, pois mais de 50% dos indivíduos de cada uma dessas faixas etárias foi internado. No entanto, quando os grupos etários são comparados em relação ao total de internamentos, observa-se que os maiores percentuais de casos ocorreram nos pacientes com idade compreendida entre três e 39 anos.

TABELA 5 – DISTRIBUIÇÃO DOS CASOS DE INTERNAMENTO POR FAIXA ETÁRIA

Faixa Etária	Pacientes[a]	Internamentos[b]	% Em cada faixa etária[c]	% Total de internamenos[d]
≤ 2 anos	322	145	45,0	7,6
3 a 10 anos	760	249	32,8	13,0
11 a 19 anos	999	369	36,9	19,3
20 a 29 anos	1.223	447	36,5	23,4
30 a 39 anos	666	279	41,9	14,6
40 a 49 anos	392	202	51,5	10,6
50 a 59 anos	285	166	58,2	8,7
≥ 60 anos	93	54	58,1	2,8
TOTAL	4.740	1.911	40,3	100

[a] Número de pacientes em cada faixa etária
[b] Número de pacientes internados
[c] Percentual de pacientes internados em cada faixa etária
[d] Percentual de pacientes internados em relação ao total de internamentos

Os resultados encontrados na tabela 5 foram ainda explorados segundo dois aspectos. Conforme observado, os maiores percentuais de internamentos, ocorridos nas faixas etárias de 3 a 39 anos, podem ser justificados pelo maior número de indivíduos dessas faixas etárias que contraíram a infecção. Já a maior proporção de internamentos, com relação aos indivíduos de cada faixa etária, encontrado nos pacientes com idade igual ou superior a 40 anos, pode ser reflexo de uma maior gravidade do quadro clínico desses indivíduos, dada à presença ou até acúmulo de outras comorbidades, conforme observado pela tabela 6. Este fato permite a suposição destas comorbidades avaliadas como possíveis fatores de risco para óbito na infecção pelo vírus da Nova Influenza A (H1N1).

TABELA 6 – PERCENTUAL DE OCORRÊNCIA DAS COMORBIDADES POR FAIXA ETÁRIA

Faixa Etária (anos)	0 - 2	3 – 10	11 – 19	20 - 29	30 - 39	40 - 49	50 - 59	≥ 60
COMORBIDADES	%	%	%	%	%	%	%	%
Cardiopatias	8,3	5,6	13,9	9,0	10,4	14,6	22,2	16
Pneumopatias	4,6	24,5	22,8	19,7	12,0	7,2	7,0	2,4
Nefropatias	2,1	6,4	12,8	17,0	10,6	27,7	14,9	8,5
Imunodepressão	3,0	12,9	9,9	18,8	17,8	12,9	17,8	6,9
Tabagismo	0,8	0	8,5	33,2	23,9	13,1	15,8	4,6
Doença Metabólica	1,9	3,7	5,6	13,9	10,2	20,4	31,5	13,0
HAS	0,8	0	2,4	14,4	20,0	23,2	29,6	9,6
Obesidade	2,1	4,2	8,3	16,7	22,9	31,3	8,3	6,3

Com a finalidade de pesquisar em quais faixas etárias essas comorbidades foram mais frequêntes, realizou-se o teste-z de comparação de proporções. Para a realização deste teste, foram comparadas as proporções dos pacientes de cada faixa etária que apresentavam a comorbidade, em relação aos indivíduos da mesma faixa etária que não apresentavam a comorbidade. As células da tabela 6 que estão pintadas referem-se ao resultado do teste-z. Este teste indicou que com exceção das pneumopatias, que foram mais frequêntes nos pacientes com idade entre 3 a

10 anos, todas as demais comorbidades foram mais prevalentes nos pacientes com idade ≥ 40 anos. Assim, a visualização deste resultado permite reforçar a suposição de que a maior gravidade do quadro clínico observada nos pacientes com idade superior a 40 anos é um reflexo da maior prevalência de outras comorbidades nesses indivíduos, acarretando no somatório de possíveis fatores de risco para o óbito.

Com o objetivo de estabelecer as taxas de óbito e de cura em condições gerais e em condições específicas (como gestação, hospitalização etc.), utilizamos os dados representados na tabela 7.

Esses dados nos permitem observar que as características que apresentaram relação significativa com os desfechos foram a idade, a escolaridade e a hospitalização ($p < 0,05$). Em relação à idade, observamos que a média foi maior nos pacientes que evoluíram para o óbito. Já em relação à escolaridade, observamos que o percentual de casos de óbito foi menor nos pacientes que apresentavam ensino superior e em crianças fora da idade escolar. No entanto, em relação à hospitalização, observamos que o maior percentual de óbitos ocorreu no grupo de pacientes hospitalizados. Esse resultado, porém, não indica que a hospitalização tenha relação causal com o óbito, mas, sim, que os casos mais graves foram hospitalizados. Os casos graves apresentaram rápida evolução, e apesar das intervenções hospitalares durante o internamento, 13,5% dos pacientes foram a óbito. O gênero e a gestação (comparada entre as mulheres em idade fértil), não apresentaram significância na relação com os desfechos. Os percentuais de óbito e cura foram estatisticamente semelhantes nos grupos divididos segundo essas características

TABELA 7 – TAXAS DE ÓBITO E CURA, SEGUNDO CARACTERÍSTICAS SÓCIODEMOGRÁFICAS E CLÍNICAS

Características		N	Total	Óbito n=273	Cura n=4.467	Análise estatística (valor de p)
Idade		4.740	23,5 ± 15,7	37,7 ± 15,8	22,7 ± 15,2	0,000 [B]
Gênero	Masculino	4.740	2.213 (46,7%)	119 (5,4%)	2.094 (94,6%)	0,291 [C]
	Feminino		2.527 (53,3%)	154 (6,1%)	2.373 (93,9%)	
Escolaridade	Analfabetos/Primário	4.740	588 (12,4%)	37 (6,3%)	551 (93,7%)	0,000 [C]
	Ginásio e médio		1.637 (34,5%)	77 (4,7%)	1.560 (95,3%)	
	Ensino superior		610 (12,9%)	10 (1,6%)	600 (98,4%)	
	Não informado		1.245 (26,2%)	136 (10,9%)	1.109 (89,1%)	
	Não se aplica [A]		660 (13,9%)	13 (2%)	647 (98%)	
Hospitalização	Sim	4.740	1.911 (40,3%)	258 (13,5%)	1.653 (86,5%)	0,000 [C]
	Não		2.829 (59,7%)	15 (0,5%)	2.814 (99,5%)	
Mulheres em idade fértil	Não-gestantes	1.803	1.450 (80,4%)	95 (6,5%)	1.355 (93,5%)	0,161 [C]
	Gestantes		353 (19,6%)	16 (4,5%)	337 (95,5%)	
Gestação	Não-gestantes	1.450	1.450 (100%)	95 (6,5%)	1.355 (93,5%)	0,211 [C]
	1º trimestre	353	72 (20,4%)	2 (2,8%)	70 (97,2%)	
	2º trimestre		150 (42,5%)	4 (2,7%)	146 (97,3%)	
	3º trimestre		123 (34,8%)	9 (7,3%)	114 (92,7%)	
	Período não informado		8 (2,3%)	1 (12,5%)	7(87,5%)	

[A] Não se aplica: crianças fora da idade escolar
[B] Teste t de Student
[C] Teste de qui-quadrado

Além dessas informações que caracterizam clinicamente os pacientes incluídos nesse estudo, observamos ainda que um dos exames realizados durante a consulta clínica ou ambulatorial dos pacientes que contraíram a infecção pela Nova Influenza A (H1N1) no Estado do Paraná, durante a pandemia de 2009, foi o raio-X de tórax. A tabela 8 estabelece a taxa de óbito e cura em geral, conforme o padrão radiológico dos pacientes.

TABELA 8 – ASSOCIAÇÃO ENTRE O RESULTADO RADIOLÓGICO E OS DESFECHOS

Resultado	N	Óbito	Cura	Qui-quadrado	Teste-z
Padrão normal	341	5 (1,5%)	336 (98,5%)		C > O
Presença de consolidação	80	34 (42,5%)	46 (57,5%)	$p = 0,000$	O > C
Presença de infiltrado intersticial	661	73 (11%)	588 (89%)		---
Padrão misto	75	30 (40%)	45 (60%)		O > C

O: Óbito
C: Cura

Para avaliar se o resultado radiológico associou-se com os desfechos, realizamos o teste de qui-quadrado com resíduos ajustados, a fim de estabelecer as eventuais diferenças entre as caselas da tabela. O resultado indicou que houve diferença significativa ($p < 0,05$) entre os desfechos e os resultados do exame radiológico. Observa-se claramente, diferenças nos percentuais de óbito e cura entre os grupos, segundo o resultado do exame de raio-X. Para verificar quais grupos apresentaram diferenças nas proporções de óbito e cura, realizamos o teste-z. Este teste confirmou que o exame radiológico cujo resultado indicava consolidação e consolidação com infiltrado intersticial (padrão misto) foi maior nos pacientes que evoluíram para o óbito. Em contrapartida, a proporção de cura foi maior nos pacientes cujo resultado radiológico foi normal.

Estes dados sugerem que a radiografia de tórax é um bom indicador clínico prognóstico para o desfecho na infecção pela Nova Influenza A (H1N1). Assim sendo, para o diagnóstico clínico da doença, além da avaliação da sintomatologia, também podem ser verificadas possíveis alterações radiológicas, o que pode contribuir na diminuição do tempo para a decisão de intervir com os devidos cuidados à saúde do paciente, seja por meio da internação dos casos graves ou da adoção do manejo terapêutico.

Quanto ao uso do medicamento oseltamivir (Tamiflu®), foram encontrados 1.917 registros, indicando a administração ou não do medicamento. Esses dados possibilitaram a subdivisão desses pacientes em dois grupos, segundo o *status* em relação ao tratamento, conforme observado na tabela 9.

TABELA 9 – ASSOCIAÇÃO ENTRE O USO DO OSELTAMIVIR E OS DESFECHOS

Características	N	Total	Óbito n=273	Cura n=4.467	Qui-quadrado	Teste-z
Uso do oseltamivir	1.917	1.827 (95,3%)	201 (11%)	1.626 (89%)	p = 0,000	C > O
Não uso do oseltamivir		90 (4,7%)	72 (80%)	18 (20%)		O > C

O: Óbito
C: Cura

No formulário de notificação de 2.823 pacientes, não havia informações acerca da administração do medicamento. Os pacientes que receberam o tratamento totalizaram 1.827 (95,3%), enquanto que o grupo que não recebeu o medicamento compreendeu 90 (4,7%) pacientes. Observa-se pelo resultado da análise estatística, que a utilização do oseltamivir apresentou relação significativa com os desfechos ($p < 0,05$). As taxas percentuais de óbito e cura em cada grupo, já sugerem que o oseltamivir aumentou os casos de cura dos pacientes tratados. Para confirmar essa diferença entre os grupos, realizamos o teste-z. O resultado indicou que as proporções de cura foram maiores que as de óbito nos pacientes tratados com oseltamivir, enquanto que os pacientes que não receberam o medicamento apresentaram maiores proporções de óbito. Com a finalidade de garantir a confiabilidade e a qualidade dos resultados gerados neste trabalho, somente foram utilizados para verificação da efetividade do tratamento os dados dos 1.917 pacientes cuja informação do tratamento foi declarada.

5.4 CARACTERIZAÇÃO DO PERFIL CLÍNICO DA DOENÇA

Após análise dos formulários de notificação da doença dos pacientes do Estado do Paraná, foram verificados 108 sinais e/ou sintomas clínicos diferentes associados à infecção. Entretanto, a análise das frequências no registro dos sintomas pode auxiliar na caracterização do perfil clínico da doença. Assim, os sintomas mais relatados pelos pacientes estão descritos na tabela 10 e classificados segundo o percentual de ocorrência encontrado.

TABELA 10 – RELAÇÃO DOS SINAIS E SINTOMAS MAIS RELATADOS E CLASSIFICAÇÃO QUANTO À FREQUÊNCIA DE OCORRÊNCIA

CLASSIFICAÇÃO	SINTOMAS	FREQUÊNCIA	%
MAIS FREQUÊNTES	Febre	4.534	95,7
	Tosse	4.498	94,9
	Mialgia	3.086	65,1
	Coriza	2.906	61,3
	Calafrio	2.889	60,9
	Dor de garganta	2.667	56,3
FREQUÊNCIA MODERADA	Dispnéia	2.296	48,4
	Artralgia	1.771	37,4
	Cefaleia	1.214	25,6
OCASIONAIS	Diarreia	577	12,2
	Conjuntivite	430	9,1
	Vômito	383	8,1
RAROS	Náuseas	153	3,2
	Dor torácica	73	1,5
	Dor abdominal	58	1,2
	Prostração/Astenia	42	0,9
	Dor retro-orbitária	32	0,7
	Hemoptise	15	0,3

Devido a dificuldade de discernir de outras afecções similares, o diagnóstico clínico da infecção por Influenza pode ser de difícil realização. A alternativa mais precisa, em caso de dúvidas, é a confirmação por exames laboratoriais. Todas são técnicas expendiosas e laboriosas, além de dependerem do tempo de espera causado pela extensa demanda de exames observada durante uma pandemia. Por esse motivo, uma definição mais precisa do quadro clínico da infecção poderia auxiliar a orientação dos profissionais na identificação dos casos positivos, diminuindo, assim, os custos em relação aos exames laboratoriais e o tempo para o início do tratamento ou para o afastamento das atividades diárias do indivíduo, a fim de evitar a disseminação da doença.

Para verificar se houve diferença na ocorrência dos sintomas em relação à idade dos pacientes, foi realizado o teste do qui-quadrado. Todos os sintomas apresentaram nível de significância $p < 0,05$, quando relacionados à faixa etária. A realização do teste-z para comparação das proporções de ocorrência de cada sintoma, segundo as faixas etárias, revelou os resultados evidenciados na tabela 11. Alguns dos sintomas foram mais frequentes em determinadas faixas etárias, enquanto o sintoma tosse não apresentou superioridade em nenhuma faixa etária, sendo menos relatada em crianças de 3 a 10 anos.

TABELA 11 – SINAIS E SINTOMAS MAIS RELATADOS EM CADA FAIXA ETÁRIA

FAIXA ETÁRIA	SINTOMAS DE MAIOR OCORRÊNCIA
0 a 10 anos	Vômito e Coriza
0 a 19 anos	Febre
3 a 10 anos	Conjuntivite
11 aos 29 anos	Cefaleia e Dor de Garganta
≥ 20 anos	Dispneia
20 a 59 anos	Calafrio, Artralgia e Mialgia
30 a 49 anos	Diarreia

Dentre estes resultados, destacamos que o sintoma dispneia foi mais frequente nos indivíduos com idade igual ou superior a 20 anos. Já o sintoma diarreia ocorreu em maior proporção nos pacientes com idade entre 30 e 49 anos, diferindo, desta forma, da influenza sazonal, na qual este sintoma é mais comum em crianças.

De acordo com o observado neste estudo, pode-se definir o quadro clínico da Nova Influenza A (H1N1) em crianças (0 a 20 anos) pela presença dos seguintes sinais e sintomas: vômito, coriza, febre, conjuntivite, cefaleia, dor de garganta e dispneia. Em adultos (≥ 20 anos), a sintomatologia mais comum foi a seguinte: cefaleia e dor de garganta, dispneia, calafrio, artralgia, mialgia e diarreia.

Comparando a ocorrência dos sintomas em relação ao gênero dos pacientes, encontrou-se que os sintomas dispneia, dor de garganta, artralgia, náuseas e cefaleia foram mais frequentes nos pacientes do gênero feminino, enquanto que somente a frequência do sintoma febre apresentou superioridade nos pacientes do gênero masculino. Realizando a mesma análise entre as gestantes, divididas segundo a idade gestacional, não houve diferença na ocorrência dos sintomas.

5.5 DETERMINAÇÃO DOS FATORES PROGNÓSTICOS

A Influenza, em geral, é uma doença benigna e autolimitada. Sabendo-se que a mortalidade observada durante a pandemia de 2009 foi baixa, buscamos compreender quais foram os fatores que predispuseram à evolução do paciente ao óbito ou à cura, caracterizando, assim, respectivamente, os fatores de prognóstico na doença. Utilizamos a denominação "fatores de prognóstico", uma vez que o fator em estudo foi a doença e o desfecho avaliado foi o óbito (em contraposição à cura).

Para alcançar este objetivo, realizou-se uma análise por regressão logística. Utilizando os dados relatados nos formulários de notificação da doença, buscou-se construir um modelo de regressão que representasse da forma mais completa possível os fatores que interferiram nos desfechos da infecção por esta nova cepa pandêmica do vírus Influenza. Dentre os fatores investigados, estão as características sócio-demográficas dos pacientes, os sinais e sintomas clínicos da doença, a presença de outras comorbidades ou condições clínicas associadas, a utilização do medicamento oseltamivir e o tempo decorrido entre o início dos sintomas e o início do tratamento. Foram avaliadas, no modelo final de regressão, quais as variáveis que se mantiveram no modelo e quais os valores da Razão de chances (OR) obtidos, utilizando um intervalo de confiança de 95%.

Para categorizar os desfechos, utilizamos a codificação "0" para o desfecho cura e "1" para o desfecho óbito. Dessa forma, o modelo de regressão logística construído, apresentou as razões de chances em relação à ocorrência do evento óbito, determinando assim os fatores prognósticos para o óbito nessa infecção. Assim, os resultados do OR que apresentaram valor acima de "1" indicaram predisposição ao óbito e permitiram a classificação destes como fatores de risco para o óbito nesta infecção. Em contrapartida, os resultados do OR abaixo de "1" foram interpretados como fatores de proteção ao óbito pela infecção.

Inicialmente, realizou-se uma análise univariada para seleção das variáveis a serem utilizadas na elaboração do modelo. Para isto, foi utilizada a análise estatística de Wald, considerando como significativos os valores de $p < 0,25$ e a relevância biológica na doença, segundo a literatura pesquisada. Foram testadas 39 variáveis pela análise univariada.

Nesta etapa, 17 variáveis foram excluídas por apresentarem $p > 0,25$. As variáveis pertencentes às características sócio-demográficas que foram excluídas pela análise univariada foram o gênero e a raça/cor, indicando que a doença predispõe ao óbito igualmente em ambos os gêneros e todas as categorias de étnicas avaliadas. Já em relação aos sinais e sintomas da doença, os excluídos pela análise univarida foram: vômito, dor abdominal, dor retro-orbitária, coriza, náuseas, calafrio, dor de garganta, conjuntivite, mialgia e prostração/astenia, indicando que estes sintomas não apresentaram relação na predisposição dos desfechos, dada a sua menor frequência em relação aos demais, ou a sua ocorrência de forma semelhante em ambos os grupos (cura e óbito), não podendo desta forma explicar a ocorrência dos eventos. Em relação às comorbidades avaliadas, foram excluídas a hemoglobinopatia, o hipo e o hipertireoidismo, o etilismo e a hepatite.

Assim, as 22 variáveis inicialmente selecionadas pela análise univariada para a construção do modelo de regressão (análise multivariada), segundo sua classificação geral, foram:

- Características sócio-demográficas: faixa etária (agrupamento dos pacientes conforme idade, de forma categórica) e escolaridade;
- Doenças de base pré-existentes: cardiopatias, pneumopatias, imunodepressão, tabagismo, diabetes, nefropatias, hipertensão arterial, obesidade e número de comorbidades associadas;
- Sinais e sintomas clínicos da doença: febre, tosse, dispneia, artralgia, diarreia, cefaleia, dor torácica, hemoptise e pneumonia;
- Tratamento: uso do oseltamivir e tempo decorrido entre o início dos sintomas e o início do tratamento.

Para a construção do modelo de regressão logística multivariada, adotou-se o método de seleção de variáveis – Stepwise Backward (LR – Likelihood Ratio). A construção do modelo é dada em passos e utiliza o princípio da máxima verossimilhança. Inicia-se com um modelo saturado e, a cada passo, são retiradas as variáveis não significativas, até a obtenção do modelo final, o qual contém as variáveis com maior relação com os desfechos. Foram utilizadas, para a construção do modelo, todas as variáveis que atenderam satisfatoriamente aos critérios adotados na análise univariada. A tabela 12 ilustra as variáveis que foram mantidas no modelo final de regressão logística e que possibilitam a compreensão dos fatores que predispuseram à evolução dos casos ao desfecho óbito. Para esta análise, foram utilizados os dados dos 1.917 pacientes que apresentavam informações sobre o uso ou não do oseltamivir, sendo destes 1.827 tratados e 90 não tratados.

TABELA 12 – VARIÁVEIS MANTIDAS NO MODELO FINAL DE REGRESSÃO LOGÍSTICA

Variáveis	N	Óbitos	%	B	S.E.	Wald	p	OR	(IC95%)
Faixa Etária									
≤ 19 anos *	879	31	3,5	---		54,755	0,000	1,000	---
20 a 49 anos	850	174	20,5	1,967	0,294	46,648	0,000	7,148	(4,014 – 12,727)
≥ 50 anos	188	68	36,2	2,444	0,350	48,817	0,000	11,521	(5,804 – 22,869)
Escolaridade									
Analfabetos e nível primário	104	32	30,8	2,070	0,664	9,716	0,002	7,927	(2,157 – 29,135)
Ginásio e ensino médio	309	73	23,6	1,702	0,624	7,445	0,006	5,486	(1,615 – 18,630)
Superior *	161	7	4,3	---		11,129	0,011	1,000	---
Doenças de base									
Número de comorbidades (quantidade)				0,312	0,101	9,649	0,002	1,367	(1,122 - 1,664)
Sinais e sintomas									
Diarreia	215	40	18,6	0,625	0,255	6,011	0,014	1,868	(1,134 - 3,079)
Dispneia	1058	247	23,3	1,917	0,249	59,392	0,000	6,801	(4,177 - 11,075)
Hemoptise	10	7	70	2,070	0,852	5,904	0,015	7,926	(1,492 - 42,096)
Pneumonia	9	6	66,7	2,162	0,830	6,790	0,009	8,687	(1,709 - 44,162)
Tratamento									
Tratados com oseltamivir	1827	201	11	-3,460	0,370	87,251	0,000	0,031	(0,015 - 0,065)
Tempo p/ início do tratamento (dias)				0,280	0,032	74,556	0,000	1,323	(1,241 - 1,409)

Não tratados com oseltamivir: N = 90, óbitos = 72 (80%); OR (IC 95%) = 32,26 (15,38 – 66,67)
N: Pacientes que apresentavam a característica avaliada e informações acerca do uso ou não do oseltamivir
B: Coeficiente de regressão
S.E.: Erro padrão
Wald: Importância da contribuição de cada variável no modelo
* Classe de referência

A construção do modelo por regressão logística ocorreu em 13 passos e manteve a variável idade, agrupada segundo a faixa etária, a escolaridade, o número de comorbidades associadas, os sinais e sintomas diarreia, dispneia, hemoptise e pneumonia, o uso do medicamento oseltamivir e o tempo para início do tratamento a partir do início dos sintomas. A faixa etária e a escolaridade foram categorizadas em três níveis, com base no percentual de óbitos e nas características semelhantes entre os indivíduos, conforme observações prévias. Segundo esta metodologia estatística, seriam estes os fatores de predisposição ou proteção ao desfecho óbito.

5.5.1 Avaliação do Risco de Óbito por Faixa Etária

O resultado da regressão logística revelou que a idade é um fator de risco para o óbito, ao aumentar as razões de chance para a ocorrência deste evento (OR > 1).

Para avaliação das faixas etárias, utilizaram-se os pacientes com idade ≤ 19 anos para comparação com os demais, visto que esta foi a faixa etária com menor proporção de óbitos, conforme observado no gráfico da figura 14. Esse gráfico caracteriza que, nas faixas etárias até 19 anos, a proporção de óbitos entre esses pacientes foi de cerca de 2%. Na faixa etária de 20 a 29 anos, a proporção de óbitos começa a crescer, caracterizando que cerca de 5% da população pertencente a esta faixa etária foi a óbito. Igualmente ocorreu nas faixas etárias de 30 a 59 anos, que apresentaram proporções de óbitos crescentes com valores aproximados de 10%, 15% e 19%, respectivamente. A faixa etária de 50 a 59 anos foi a que apresentou a maior proporção de óbitos. Na faixa etária seguinte, que agrupa todos os pacientes com idade igual ou superior a 60 anos, a proporção de óbitos decresce para cerca de 16%.

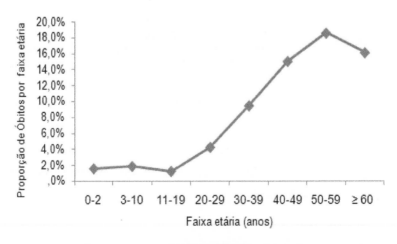

FIGURA 14 – GRÁFICO DA PROPORÇÃO DE ÓBITOS EM CADA FAIXA ETÁRIA
93

Esses resultados demonstram que os indivíduos das faixas etárias acima de 30 anos apresentaram maior proporção de óbitos, quando comparados aos pacientes com idade inferior a 30 anos. Este resultado foi confirmado pelo teste-z. Observando a coluna do OR da tabela 12, verifica-se que em relação à variável faixa etária, a razão de chances para o óbito é crescente conforme aumenta a idade do indivíduo. Comparando estes resultados com os encontrados na caracterização da população, conclui-se que os indivíduos mais velhos apresentaram menor predisposição para contrair a infecção. Este fato está provavelmente associado à presença de imunidade cruzada. Porém, quando doentes, estes pacientes apresentaram maior risco para o óbito do que os pacientes com menos de 30 anos de idade. Este resultado pode estar associado às características dos pacientes com idade acima dos 30 anos, os quais apresentavam outras comorbidades associadas, que são mais comuns nestas faixas etárias, atuando assim como possível fator agravante do quadro clínico desses pacientes. Esses dados podem ser observados nas tabelas 13 e 14.

TABELA 13 – PRESENÇA DE COMORBIDADES NOS PACIENTES COM IDADE INFERIOR E SUPERIOR A 30 ANOS

Idade	Comorbidades			
	Sim	%	NÃO	%
< 30 anos	551	16,7	2753	83,3
≥ 30 anos	476	33,1	960	66,9

Pode-se verificar que a maior parte dos pacientes com idade inferior a 30 anos, não paresentava nenhuma comorbidade associada. Já nos pacientes com idade igual ou superior a 30 anos, o percentual de indivíduos que apresentavam comorbidades foi maior do que no grupo de indivíduos com idade inferior a 30 anos.

TABELA 14 – NÚMERO DE COMORBIDADES NOS PACIENTES COM IDADE INFERIOR E SUPERIOR A 30 ANOS

IDADE	NÚMERO DE COMORBIDADES ASSOCIADAS													
	0		1		2		3		4		5		7	
	N	%	N	%	N	%	N	%	N	%	N	%	N	%
< 30 anos	2651	74,4	380	56,1	226	57,2	38	46,9	7	46,7	2	33,3	0	0,0
≥ 30 anos	913	25,6	297	43,9	169	42,8	43	53,1	8	53,3	4	66,7	2	100

Além disso, quando se observa o número de comorbidades associadas nos pacientes desses grupos etários, verifica-se que os indivíduos com idade inferior a 30 anos apresentaram maiores percentuais de pacientes sadios, ou com até duas comorbidades associadas. Em contrapartida, no grupo de pacientes com idade ≥ 30 anos, o percentual de indivíduos sadios foi menor, e os percentuais de pacientes que apresentavam de três até sete comorbidades associadas foi maior.

Quando se observa, na tabela 12, o valor do OR obtido para a variável "número de comorbidades", verifica-se que a cada comorbidade que o paciente apresenta, associada ao quadro da Nova Influenza A (H1N1), a razão de chances para o óbito aumenta em 36,7%. Assim, indivíduos com uma comorbidade apresentam 36,7% a mais de chance de óbito, quando comparado com um indivíduo sadio, ao passo que pacientes com duas comorbidades associadas apresentam 73,4% mais chances de óbito do que um indivíduo que não apresente nenhuma outra comorbidade, e assim sucessivamente. Esse resultado associado aos dados da tabela 15 permite compreender por que os pacientes com idade ≥ 30 anos apresentaram maior risco para o óbito.

5.5.2 Avaliação do Risco de Óbito por Nível de Escolaridade

Outra característica sócio-demográfica que apresentou relação com os desfechos foi a escolaridade. Para avaliar o impacto desta variável no risco para o óbito, foram considerados os pacientes com idade superior a 25 anos,

95

os quais foram divididos em três categorias: analfabetos ou somente com o ensino primário completo ou incompleto (1ª à 5ª série do ensino fundamental); ginásio (6ª à 9ª série do ensino fundamental) ou ensino médio completo ou incompleto; e nível superior completo ou incompleto. Utilizaram-se os pacientes com ensino superior para comparação com os demais, visto que este grupo apresentou menores proporções de óbito, conforme observado na coluna dos valores porcentuais (%) da tabela 12.

Os valores do OR demonstram que, com o aumento do nível de escolaridade, diminui-se a probabilidade para o óbito, sendo que a razão de chances para o óbito nos indivíduos analfabetos ou com nível primário é 7,9 vezes maior do que nos pacientes que apresentam o ensino superior (completo ou incompleto). Além disso, a escolaridade apresenta relação direta com o nível social do indivíduo. Acredita-se que indivíduos de classes sociais mais desfavorecidas teriam maior predisposição para contrair a infecção, por depender de transporte coletivo, frequentar e habitar em situações com maior aglomeração de indivíduos e por desprover de recursos financeiros para a adoção de medidas preventivas, como o uso do álcool gel e medidas terapêuticas, como a utilização de medicamentos paliativos.

Esse resultado colabora com os resultados encontrados na caracterização da população, que demonstraram que conhecer sobre a doença, tendo em vista suas formas de transmissão e a importância de se buscar auxílio médico precocemente, foi um fator de extrema importância nesta infecção.

5.5.3 Avaliação do Risco de óbito em relação aos sinais e sintomas da doença

Quanto aos sinais e sintomas da infecção, os que apresentaram associação com o óbito, além de indicar claramente agravamento do quadro clínico, foram diarreia, dispneia, hemoptise e pneumonia. A interpretação destes resultados permitiu concluir que, ao apresentar diarreia, o paciente aumentou cerca de 1,8 vezes a chance de óbito. Em relação aos demais sintomas, que remetem a um severo comprometimento pulmonar, as chances de óbito foram aumentadas em 6,8 vezes para os pacientes que apresentaram dispneia, 7,9 vezes para os pacientes que apresentaram hemoptise e 8,6 vezes para os pacientes que tiveram pneumonia.

5.5.4 Avaliação do Risco de óbito em relação ao uso do Oseltamivir

Em relação ao tratamento, observa-se que o uso do oseltamivir não constituiu um fator de risco ao óbito, mas, sim, um fator de proteção à ocorrência deste desfecho, uma vez que o valor do OR desta variável apresentou-se < 1. Desta forma, o oseltamivir pode ser indubitavelmente classificado como um fator de proteção ao óbito pela Nova Influenza A (H1N1). Invertendo a relação da razão de chance, calculando 1 ÷ OR, observa-se que o paciente que fez uso do oseltamivir teve cerca de 32,3 vezes mais chances de cura do que o paciente não tratado. Além disso, o tempo transcorrido entre o início dos sintomas até o início do tratamento é de extrema importância para aumentar a efetividade da terapia com o oseltamivir. A literatura refere que a efetividade é maior quando o medicamento é administrado dentro das primeiras 48 horas após o início da doença. Os resultados da regressão logística demostraram que, a cada dia que se passa após o início dos sintomas, aumenta-se em 32,3% a chance de óbito.

5.5.5 Avaliação do Risco de Óbito em relação à Gestação

A fim de verificar se a gestação consistiu em um fator de risco para o óbito, construiu-se um modelo de regressão logística, utilizando as mulheres em idade fértil e incluindo entre estas, as gestantes. No entanto, o resultado indicou que a gestação não pôde ser considerada como um fator de risco para o óbito, pois apresentou valor de OR < 1. Este resultado pode ser justificado pelos dados apresentados na tabela 15.

TABELA 15 – DIVISÃO DAS GESTANTES E MULHERES EM IDADE FÉRTIL, SEGUNDO OS DESFECHOS E O USO DO OSELTAMIVIR

	DESFECHOS				OSELTAMIVIR			
	CURA		ÓBITO		TRATADAS		NÃO TRATADAS	
	N	%	N	%	N	%	N	%
MULHER FÉRTIL	1692	93,8	111	6,2	712	95,8	31	4,2
GESTANTES	337	95,5	16	4,5	168	99,4	1	0,6

Quando os grupos referentes às mulheres em idade fértil e às gestantes são quantificados em relação aos desfechos cura e óbito, pode-se observar que os percentuais de ambos os grupos são muito próximos nos dois desfechos. O teste de qui-quadrado confirmou que não houve diferença significativa entre esses valores percentuais ($p > 0,05$). Outro dado observado foi em relação ao tratamento com oseltamivir nestes dois grupos. O teste do qui-quadrado revelou que a quantidade de gestantes que não receberam o tratamento foi significativamente menor do que as mulheres em idade fértil, não tratadas. Esse resultado sugere que as gestantes foram priorizadas para o tratamento com oseltamivir, o que pode justificar a ausência de risco relacionado à gestação.

Realizando outra análise por regressão logística, agora somente com as gestantes, divididas segundo o trimestre gestacional, encontraram-se os valores descritos na tabela 16. Para a realização desta análise, somente foram utilizadas as gestantes que apresentavam informações acerca do uso ou não do oseltamivir. Foram utilizados os dados das gestantes do primeiro trimestre gestacional para comparação com as demais, tendo em vista que este foi o grupo de gestantes que apresentou menor proporção de óbitos e que é referido pela literatura como o de menor risco de óbito na infecção por Influenza.

TABELA 16 – ANÁLISE DO RISCO DE ÓBITO DE GESTANTES, SUBDIVIDIDAS SEGUNDO A IDADE GESTACIONAL

IDADE GESTACIONAL	N	Óbitos	%	OR	(IC95%)	p
Primeiro trimestre	35	2	5,7	1,00	---	0,489
Segundo trimestre	70	4	5,7	1,486	(0,2 – 11,1)	0,700
Terceiro trimestre	59	9	15,2	3,546	(0,53 – 23,8)	0,193

N: Pacientes de cada grupo, que apresentavam informações acerca do uso ou não do oseltamivir.

Assim, observa-se que, apesar de não significativos, conforme evidenciados pelos valores de *p* > 0,05, os valores do OR sugerem que as gestantes apresentam uma tendência a aumentar a razão de chances para o óbito conforme avançam na idade gestacional. Estas observações são semelhantes ao que foi visto nos EUA (PEBODY *et al.*, 2010), com relatos de mortes geralmente no terceiro trimestre da gravidez. Especula-se que a hipertensão pulmonar, secundária ao aumento do volume sanguíneo durante a gravidez, pode predispor ao edema pulmonar, quando o septo alveolar é danificado pela entrada do vírus nas células epiteliais do trato respiratório (KUIKEN; TAUBENBERGER, 2008).

A não significância dos resultados pode ter ocorrido devido ao menor número de pacientes incluídos neste modelo.

5.5.6 Avaliação do Risco de óbito em relação às Comorbidades

O modelo de regressão logística construído não manteve nenhuma comorbidade isolada como fator de risco, mas, sim, a quantidade dessas comorbidades associadas, representadas pela variável "número de comorbidades". Assim, a associação de uma ou mais comorbidades mostrou-se mais importante no aumento da probabilidade de óbito do que as comorbidades isoladamente. Esse resultado pode ser compreendido ao analisarmos os pacientes divididos segundo o número de comorbidades presentes, conforme representado na tabela 17. Para a construção desta tabela, foram considerados os pacientes que apresentavam informações acerca do uso ou não do oseltamivir, totalizando os 1.917 pacientes utilizados para a construção do modelo de regressão.

TABELA 17 – PERCENTUAL DE ÓBITO, SEGUNDO O NÚMERO DE COMORBIDADES

Número de comorbidades	N	Óbitos	%
0	1340	150	11,2
1	309	47	15,2
2	208	50	24
3	42	16	38,1
4	13	7	53,8
5	4	2	50
7	1	1	100

N: Pacientes de cada grupo, que apresentavam informações acerca do uso ou não do oseltamivir.

De acordo com o observado, o percentual de óbitos nos indivíduos desses grupos é crescente conforme aumenta o número de comorbidades associadas. Esses resultados confirmam que o risco de óbito é maior para os pacientes que apresentam maior número de comorbidades, conforme já demonstrado pelo modelo de regressão logística.

No entanto, a fim de investigar quanto cada doença de base pode contribuir na probabilidade de óbito pela infecção, realizou-se o cálculo do OR, por intermédio de uma análise univariada. Esta análise foi realizada com cada uma das comorbidades mais frequentemente relatadas pelos pacientes incluídos no estudo. Os desfechos foram mantidos como variável dependente. Os resultados obtidos estão expressos na tabela 18.

Observa-se que a pneumopatia não apresentou resultado significativo, sendo assim descartada como fator de risco nesta população. Este fato pode ser explicado pela característica dos pneumopatas da amostra utilizada para o estudo. A maioria desses pacientes eram crianças, conforme demonstrado na tabela 6, e, segundo os resultados previamente relatados, apresentaram baixa probabilidade de óbito na infecção com a Nova Influenza A (H1N1)/2009. Assim, a interferência desta comorbidade foi amortizada pela

100

sua relação com a faixa etária, caracterizando, assim, ausência de risco para óbito nestes pacientes.

TABELA 18 – RESULTADOS DA ANÁLISE UNIVARIADA COM AS COMORBIDADES MAIS FREQUENTES E O USO DO OSELTAMIVIR

COMORBIDADES	N	Óbitos	%	B	S.E.	WALD	p	OR	(IC95%)
Cardiopatias	79	28	35,4	1,316	0,265	24,598	0,000	3,728	(2,216 - 6,272)
Pneumopatias	198	29	14,6	-0,060	0,239	0,063	0,802	0,942	(0,589 - 1,506)
Nefropatias	25	8	32	1,242	0,451	7,577	0,006	3,463	(1,430 - 8,388)
Imunodepressão	58	18	31	1,184	0,308	14,745	0,000	3,266	(1,785 - 5,976)
Tabagismo	117	27	23,1	0,774	0,245	9,967	0,002	2,168	(1,341 - 3,506)
Diabetes	69	30	43,5	1,595	0,276	33,445	0,000	4,930	(2,871 - 8,466)
HAS	70	21	30	1,060	0,291	13,255	0,000	2,887	(1,631 - 5,109)
Obesidade	31	16	51,6	1,350	0,446	9,175	0,002	3,859	(1,611 - 9,246)

N: Pacientes com a comorbidade, que apresentavam informações acerca do uso ou não do oseltamivir.

Entretanto, todas as demais comorbidades pesquisadas apresentaram valores significativos de OR, que incrementam o risco de óbito para esta população, sendo que as comorbidades que isoladamente apresentaram maior impacto na ocorrência de óbito foram o diabetes, a obesidade e as cardiopatias.

A detecção do vírus Influenza em tecidos extra-respiratórios, por meio do isolamento deste por RT-PCR, evidencia a ocorrência de replicação viral nestes tecidos, incluindo o tecido cardíaco, conforme demonstrado por outro estudo que identificou a presença do RNA viral em linfócitos e macrófagos do miocárdio por técnicas de imunofluorescência direta, imuno-histoquímica e hibridização in situ (CIOC; NUOVO, 2002). A utilização de outros métodos não exclui a possibilidade de que a detecção do vírus tenha se originado a partir do sangue (KUIKEN; TAUBENBERGER, 2008).

Outra possível explicação para a patogênese da gripe associada à complicações extra-respiratórias é sugerido pelo elo entre a síndrome do desconforto respiratório agudo (SDRA) e síndrome de disfunção de múltiplos órgãos (MODS), na qual os sistemas hepático, renal, nervoso central, hematológico, gastrintestinal e cardíaco são os mais comumente afetados (DORINSKY; GADEK, 1990). A patogênese do MODS ainda não é bem elucidada, mas acredita-se que envolve a microcirculação e o metabolismo mitocondrial. Outros mecanismos podem incluir ainda a liberação de citocinas na circulação (KUIKEN; TAUBENBERGER, 2008).

Um estudo publicado por Mamas e colaboradores (2008) revelou que, durante uma infecção pelo vírus da Influenza, ocorre um variável comprometimento do miocárdio, podendo ser esta a hipótese para explicar as cardiopatias como um fator de risco para o óbito pela infecção. Outro estudo realizado no Reino Unido revelou que 12% dos pacientes com infecção pelo vírus Influenza apresentaram níveis elevados de CK (troponina cardíaca liberada quando ocorre lesão no músculo cardíaco) (GREAVES *et al.*, 2003), indicando uma possível ação do vírus Influenza na musculatura cardíaca durante uma infecção.

Outra evidência desta possível ação cardíaca foi referida por um estudo japonês realizado durante a epidemia de Influenza A (H3N2), ocorrida em 1998-1999, revelando a presença de Miosina I de cadeia leve (MCL-I) no soro de 11,4% dos indivíduos avaliados, apesar de apresentarem eletrocardiograma (ECG) normal (KAJI *et al.*, 2001). A MCL-I constitui-se em um indicador sensível de lesão miocárdica. Outro estudo, realizado por Ison e colaboradores (2005), demonstrou que uma proporção significativa de pacientes nas fases iniciais da infecção pelo vírus Influenza apresenta anormalidades no ECG, estando ou não, associadas com marcadores de lesão cardíaca ou anormalidades contráteis nos resultados ecocardiográficos. Outros estudos (BOWLES *et al.*, 2003; CALABRESE *et al.*, 2004) demonstraram que a gripe é uma causa reconhecida de miopericardite. Nestes estudos, respectivamente, 38% e 53% dos pacientes avaliados em cada estudo apresentaram o genoma viral no miocárdio, identificado por meio da realização do exame de PCR de amostras obtidas por biópsia.

102

Essas evidências reforçam a conclusão de que o envolvimento cardiovascular durante infecções agudas causadas pelo vírus Influenza ocorre por efeitos diretos do vírus no miocárdio, exacerbando a gravidade de pacientes que já apresentam doença cardiovascular (insuficiência cardíaca, miocardites etc.).

Ainda segundo resultados publicados (KUIKEN; TAUBENBERGER, 2008), o processo de necrose e inflamação no miocárdio pode ser explicado por uma combinação de efeitos citotóxicos diretos da infecção viral e da resposta imune do hospedeiro.

A obesidade, segundo Nguyen-Van-Tam, é atribuída como fator de risco por resultar em diminuição da capacidade de reserva respiratória desses indivíduos, podendo, assim, agravar quadros respiratórios desencadeados em episódios de gripe, como ocorreu durante a pandemia pela Nova Influenza A (H1N1).

Pacientes com diabetes frequentemente estão associados com outras comorbidades ou condições clínicas que aumentam o risco de óbito. Certos aspectos dos seus cuidados e dos efeitos agudos e crônicos das complicações de sua doença parecem unicamente aumentar seu risco para essas infecções (SMITH; POLAND, 2000). Este risco de óbito entre os pacientes diabéticos tem sido atribuído a alterações genéticas e metabólicas, envolvidos no controle da glicemia e acidemia. Outros fatores associados com diabetes, tais como idade, nefropatias e doenças cardiovasculares, também se apresentaram como fatores de risco que podem aumentar a probabilidade de óbito de certas doenças, incluindo a infecção pelo vírus Influenza (SMITH; POLAND, 2000).

Observações, realizadas em estudos relatados por Smith (2000), revelaram que pacientes diabéticos apresentam anormalidades no sistema imunológico mediado por células e relacionados com a resposta humoral, como os linfócitos T CD4/CD8, alterações na função de células *natural killer* *(CDK)*, blastogênese linfocitária reduzida, defeitos na produção de

103

interleucina-2 (IL-2) e uma redução da função fagocítica dos monócitos. Estas características podem representar um risco aumentado de contrair infecções, tanto virais como bacterianas, além de uma pobre resposta aos anticorpos da vacinação. Assim, essas deficiências na defesa natural dos pacientes diabéticos podem estar associadas ao maior risco de óbito por complicações relacionadas à infecção por Influenza.

5.6 AVALIAÇÃO DA EFETIVIDADE DO TRATAMENTO COM OSELTAMIVIR

Observando as taxas de óbito entre os pacientes tratados e não tratados com oseltamivir, observa-se que dos 1.827 pacientes tratados com oseltamivir, 201 (11%) evoluíram ao desfecho óbito, enquanto que, dos 90 pacientes não tratados, 72 (80%) evoluíram ao óbito.

O modelo de regressão logística apresentado anteriormente demonstrou que o uso do medicamento foi um fator de proteção ao óbito e que os pacientes que foram tratados com oseltamivir apresentaram 32,3 vezes mais chance de cura do que os pacientes que não receberam o tratamento. Este resultado permite concluir que, quando relacionado às variáveis de confundimento utilizadas para a construção do modelo de regressão, o tratamento com oseltamivir demonstrou ser efetivo nesta população.

No entanto, como a presença de alguns fatores pode aumentar a predisposição ao óbito pela infecção, foram realizadas comparações da efetividade do tratamento na presença e na ausência destes fatores. Para tanto, construímos as tabelas 19 e 20, que estabelecem a taxa de óbito e cura nos pacientes que utilizaram o antiviral oseltamivir, conforme condições específicas. Desse modo, o objetivo foi avaliar a efetividade do fármaco e estabelecer que fatores (variáveis) influenciaram a evolução para óbito, mesmo na vigência de uso do fármaco.

TABELA 19 – TAXAS DE ÓBITO E CURA, SEGUNDO CARACTERÍSTICAS DOS PACIENTES TRATADOS COM OSELTAMIVIR

Características		N	Total	Óbito n=201	Cura n=1.626	Análise estatística	Teste-z
Idade		1.827	23,3 ± 23,4	37,6 ± 15,6	21,6 ± 15,6	p = 0,000 [A]	---
Gênero	Masculino	1.827	797 (43,6%)	86 (10,8%)	711 (89,2%)	p = 0,064 [B]	---
	Feminino		1030 (56,4%)	115 (11,2%)	915 (88,8%)		---
Escolaridade	Analfabetos/ Primário	1.827	256 (14%)	28 (10,9%)	228 (89,1%)	p = 0,000 [B]	---
	Ginásio e médio		627 (34,3%)	56 (8,9%)	571 (91,1%)		---
	Ensino superior		187 (10,2%)	5 (2,7%)	182 (97,3%)		C > O
	Não informado		485 (26,5%)	103 (21,3%)	382 (78,7%)		---
	Não se aplica		272 (14,9%)	9 (3,3%)	263 (96,7%)		C > O
Hospitalização	Sim	1.827	943 (51,6%)	195 (20,7%)	748 (79,3%)	p = 0,000 [B]	O > C
	Não		884 (48,4%)	6 (0,7%)	878 (99,3%)		C > O
Mulheres em idade fértil	Não-gestantes	712	544 (76,4%)	69 (12,7%)	475 (87,3%)	p = 0,187 [B]	---
	Gestantes		168 (23,6%)	15 (8,9%)	153 (91,1%)		---
Gestação	Não-gestantes	544	544 (100%)	69 (12,7%)	475 (87,3%)	p = 0,167 [B]	---
	1º trimestre	168	34 (20,2%)	1 (2,9%)	33 (97,1%)		
	2º trimestre		70 (41,7%)	4 (5,7%)	66 (94,3%)		
	3º trimestre		59 (35,1%)	9 (15,3%)	50 (84,7%)		
	Não informado		5 (3%)	1 (20%)	4 (80%)		
Tempo para iniciar tratamento	Mínimo: 0 Máximo: 49	1.827	2,5 ± 2,7	5,4 ± 5,1	2,1 ± 2,0	p = 0,000 [A]	---

[A] Teste t de Student; [B] Teste de qui-quadrado; C: Cura; O: Óbito

Conforme observado na tabela 19, a idade média dos pacientes que usaram o fármaco e morreram, foi maior do que a idade média dos pacientes que evoluíram para a cura.

Em relação ao nível de escolaridade, os menores percentuais de óbito ocorreram nos pacientes com ensino superior e em crianças fora da idade escolar. O resultado do teste-z confirmou que nesses grupos as proporções de cura foram significativamente maiores que as de óbito. A hospitalização novamente sugere um falso fator prognóstico para o óbito, pois os óbitos foram mais frequentes entre os pacientes hospitalizados porque eram estes os que apresentavam maior gravidade clínica, incluindo internamento em UTI (Unidade de Terapia Intensiva). Em relação ao tempo para iniciar o tratamento após o início dos sintomas, o intervalo foi significativamente maior nos pacientes que evoluíram para o óbito.

Observando as taxas de cura e óbito no grupo de mulheres em idade fértil, comparando as gestantes com as não gestantes, verificou-se que não houve diferença significativa. O mesmo resultado foi encontrado ao comparar as taxas de cura e óbito nas gestantes, divididas pelo trimestre gestacional, com as pacientes não gestantes.

Os dados da tabela 20 indicam que a taxa de óbito foi significativamente maior nos pacientes que apresentavam outras comorbidades associadas à infecção pela Nova Influenza A (H1N1), sendo que estes pacientes apresentaram maior proporção de óbitos do que de cura, conforme resultado do teste-z. Em relação ao número de comorbidades presentes e associadas á infecção, observamos que o valor médio é significativamente superior nos pacientes que evoluíram ao desfecho óbito. Quando as comorbidades são analisadas individualmente, observamos que somente a pneumopatia não apresentou significância na relação com os desfechos, conforme já discutido anteriormente. Já a presença das comorbidades relacioandas às cardiopatias, nefropatias, imunodepressão, tabagismo, diabetes e obesidade, influenciaram significativamente nos desfechos dos pacientes tratados, aumentanto as taxas de óbitos dos portadores dessas comorbidades.

TABELA 20 – TAXAS DE ÓBITO E CURA, SEGUNDO AS COMORBIDADES, NOS PACIENTES TRATADOS COM OSELTAMIVIR

Características		N	Total	Óbito n=273	Cura n=4.467	Análise estatística	Teste-z
Presença de Comorbidade	Não	1.827	1.357 (74,3%)	123 (9,1%)	1.234 (90,9%)	p = 0,000 [A]	C > O
	Sim		470 (25,7%)	78 (16,6%)	392 (83,4%)		O > C
Número de comorbidades	Mínimo : 0	1.827	0,38 ± 0,77	0,88 ± 1,2	0,35 ± 0,72	p = 0,000 [B]	
	Máximo : 7						
Cardiopatias	Não	1.827	1.755 (96,1%)	180 (10,2%)	1.575 (89,8%)	p = 0,000 [A]	C > O
	Sim		72 (3,9%)	21 (29,2%)	51 (70,8%)		O > C
Pneumopatias	Não	1.827	1.641 (89,8%)	182 (11,1%)	1.459 (88,9%)	p = 0,718 [A]	---
	Sim		186 (10,2%)	19 (10,2%)	167(89,8%)		
Nefropatias	Não	1.827	1.803 (98,7%)	194 (10,8%)	1.609 (89,2%)	p = 0,004 [A]	C > O
	Sim		24 (1,3%)	7 (29,2%)	17 (70,8%)		O > C
Imunodepressão	Não	1.827	1.772 (97%)	186 (10,5%)	1.586 (89,5%)	p = 0,000 [A]	C > O
	Sim		55 (3%)	15 (27,3%)	40 (72,7%)		O > C
Tabagismo	Não	1.827	1.715 (93,9%)	177 (10,3%)	1.538 (89,7%)	p = 0,000 [A]	C > O
	Sim		112 (6,1%)	24 (21,4%)	88 (78,6%)		O > C
Diabetes	Não	1.827	1.767 (96,7%)	180 (10,2%)	1.587 (89,8%)	p = 0,000 [A]	C > O
	Sim		60 (3,3%)	21 (35%)	39 (65%)		O > C
HAS	Não	1.827	1.762 (96,4%)	184 (10,4%)	1.578 (89,6%)	p = 0,000 [A]	C > O
	Sim		65 (3,6%)	17 (26,2%)	48 (73,8%)		O > C
Obesidade	Não	1.827	1806 (98,8%)	195 (10,8%)	1611 (89,2%)	p = 0,010 [A]	C > O
	Sim		21 (1,2%)	6 (28,6%)	15 (71,4%)		O > C

[A] Teste de qui-quadrado; [B] Teste t de Student; C: Cura; O: Óbito

Assim, pode-se verificar que os fatores que influenciaram o aparecimento do desfecho óbito nos pacientes tratados foram: a idade, a escolaridade, o tempo para iniciar o tratamento, a presença de outras comorbidades, o número de comorbidades associadas e as comorbidades cardiopatias, nefropatias, imunodepressão, tabagismo, diabetes e obesidade. Estes resultados nos permitiram estimar que a efetividade do medicamento pode ser comprometida pela presença dessas características, pois mesmo com a utilização do oseltamivir, os pacientes apresentaram, significativamente, maiores taxas de óbito, quando expostos a esses fatores.

5.6.1 Comparações das efetividades do tratamento nos subgrupos da população

Após estimar quais os fatores que possivelmente interferiram na efetividade do oseltamivir, realizamos comparações das razões de chances de cada grupo, segundo a exposição ou não aos fatores de risco. Estas comparações objetivaram verificar se a presença de algum desses fatores interferiu significativamente na razão de chances para a cura dos pacientes tratados, comparados aos não tratados. Para tanto, os dados foram agrupados em tabelas 2x2x2, conforme uso ou não do medicamento oseltamivir (linhas) e os desfechos cura e óbito (colunas), para cada grupo de pacientes, divididos ainda, segundo a presença ou ausência dos fatores de risco (camadas). Nesses casos, o OR foi medido como probabilidade para cura, expressando, dessa forma, o quanto o medicamento foi efetivo na provisão de proteção ao óbito e no incremento da probabilidade de cura na infecção.

Para verificar se a diferença dos valores de OR foi significativa, utilizou-se o teste da homogeneidade de Breslow-Day, considerando como significantes os valores de $p < 0,05$. Assim, foram obtidos os resultados observados na tabela 21, na qual os valores do OR indicam a chance de cura dos pacientes tratados em relação aos não tratados, subdivididos conforme a presença ou ausência dos fatores de risco.

TABELA 21 – COMPARAÇÃO DA EFETIVIDADE DO OSELTAMIVIR PELO TESTE DE BRESLOW-DAY

GRUPOS	OSELTAMIVIR	DESFECHOS CURA	DESFECHOS ÓBITO	TOTAL	OR (IC95%)	BRESLOW-DAY
Com comorbidades	Tratados	448	84	532	34,67	
	Não tratados	6	39	45	(14,23 – 84,46)	
						0,688
Sem comorbidades	Tratados	1178	117	1295	27,69	
	Não tratados	12	33	45	(13,92 – 55,06)	
Tabagistas	Tratados	88	24	112	5,50	
	Não tratados	2	3	5	(1,87 – 34,81)	
						0,031
Não tabagistas	Tratados	1538	177	1715	37,47	
	Não tratados	16	69	85	(21,28 – 65,97)	
Hipertensos	Tratados	48	17	65	11,29	
	Não tratados	1	4	5	(1,18 – 108,24)	
						0,330
Não hipertensos	Tratados	1578	184	1762	34,30	
	Não tratados	17	68	85	(19,73 – 59,64)	

IC: Intervalo de Confiança

Conforme observado pelos valores do OR (IC95%), o tratamento com oseltamivir foi efetivo em todos os grupos, pois os pacientes que foram tratados apresentaram razão de chances para a cura > 1 quando comparados aos não tratados de todos os grupos. No entanto, apesar da aparente diminuição da efetividade do oseltamivir nos grupos que apresentavam fatores de risco, em comparação com os pacientes na qual este mesmo fator estava ausente, somente nos tabagistas esta redução da efetividade foi significativa. Conforme observado, os pacientes não tabagistas tratados apresentaram 37,47 vezes mais chance de cura do que os não tabagistas que não receberam o tratamento. Já em relação aos tabagistas que receberam o tratamento, a chance de cura foi de 5,5 vezes maior do que para os tabagistas que não foram tratados com oseltamivir. Este resultado evidencia que, mesmo sendo efetivo em ambos os grupos tabagistas e não tabagistas, a efetividade do oseltamivir é comprometida, reduzindo-se em cerca de 7 vezes quando o paciente é fumante.

Nos grupos referentes aos fatores de risco: cardiopatias, nefropatias, imunodepressão, diabetes e obesidade, não pode ser efetuado o cálculo do OR dos pacientes tratados para comparação com os não tratados, pois todos os pacientes que pertenciam a esses grupos e que não foram tratados evoluíram ao óbito. Este fato, isoladamente, já remete à efetividade do medicamento nesses grupos, pois demonstra a necessidade desta intervenção terapêutica para prover alguma chance de cura para o indivíduo.

Assim, para a verificação da efetividade nesses grupos, igualou-se a condição do tratamento e comparou-se a efetividade dos pacientes tratados na presença e na ausência dos fatores de risco, a fim de determinar se houve comprometimento na efetividade em decorrência do risco fornecido pelo fator avaliado. Os resultados dessas análises estão expressos na tabela 22, que contém os valores do OR dos pacientes tratados que apresentavam determinados fatores de risco (grupo exposto), comparados com os pacientes tratados do grupo sem o fator de risco (não exposto).

Nesses casos, objetivou-se verificar em qual grupo (exposto e não exposto) o medicamento foi mais efetivo, comparando os pacientes que evoluíram ao desfecho cura de ambos os grupos. Quando o valor do OR for maior que "1", remete ao favorecimento do grupo exposto. Em contrapartida, quando o valor do OR for menor que "1", indica que o medicamento foi mais efetivo no grupo não exposto, ou seja, o grupo com ausência do referido fator.

TABELA 22 – COMPARAÇÃO DA EFETIVIDADE DO OSELTAMIVIR NOS PACIENTES TRATADOS DOS GRUPOS COM FATOR DE RISCO E SEM FATOR DE RISCO

| GRUPO | OSELTAMIVIR | DESFECHOS | | TOTAL | OR |
		CURA	ÓBITO		(IC95%)
Cardiopatas	Tratados	51	21	72	0,28
Não cardiopatas	Tratados	1575	180	1755	(0,16 – 0,47)
Com Nefropatia	Tratados	17	7	24	0,29
Sem Nefropatia	Tratados	1609	194	1803	(0,12 – 0,71)
Com imunodepressão	Tratados	40	15	55	0,31
Sem imunodepressão	Tratados	1586	186	1772	(0,17 – 0,58)
Diabético	Tratados	39	21	60	0,21
Não diabético	Tratados	1587	180	1767	(0,12 – 0,37)
Obesos	Tratados	15	6	21	0,30
Não obesos	Tratados	1611	195	1806	(0,12 – 0,79)

Avaliando os valores dos OR, conclui-se que a efetividade, em todos os casos, foi maior no grupo de pacientes que apresentava ausência dos fatores de risco cardiopatias, nefropatias, imunodepressão, diabetes e obesidade. Esse resultado revela que a presença desses fatores de risco pode interferir na efetividade do tratamento com o antiviral oseltamivir. No entanto, não é possível a realização do teste de Breslow-Day para afirmar se as diminuições na efetividade do tratamento foram significativas.

A presença da gestação, avaliada entre as mulheres em idade fértil, e da pneumopatia, avaliada em todos os pacientes, não apresentaram significância na relação com os desfechos, conforme discutido anteriormente. Quando avaliados em relação à efetividade do tratamento com oseltamivir, novamente observa-se que não há diferença significativa na efetividade do tratamento em gestantes, comparadas às não gestantes, e em penumopatas, comparados com não pneumopatas, confirmando que estes fatores não apresentaram relevância clínica nesta população. Esses resultados podem ser observados na tabela 23.

TABELA 23 – COMPARAÇÃO DA EFETIVIDADE EM GESTANTES E PNEUMOPATAS

GRUPO	OSELTAMIVIR	DESFECHO CURA	DESFECHO ÓBITO	TOTAL	OR (IC95%)
Gestantes	Tratados	153	15	168	1,48
Não gestantes	Tratados	475	69	544	(0,82 – 2,67)
Pneumopatas	Tratados	167	19	186	1,10
Não pneumopatas	Tratados	1459	182	1641	(0,67 – 1,81)

A efetividade do oseltamivir também foi avaliada na população em relação às características sócio-demográficas como gênero e idade (categorizada por faixa etária). Para comparar a efetividade do oseltamivir entre as diferentes faixas etárias, o grupo de pacientes com idade compreendida entre 30 a 39 anos foi selecionado como grupo de comparação. Esta seleção baseou-se nas proporções de óbitos observadas em cada faixa etária (figura 14). Assim, a efetividade foi comparada entre o grupo de pacientes da faixa etária de 30 a 39 anos com os pacientes com idade inferior a 30 anos e superior a 39 anos. Desta forma, objetivou-se verificar se a efetividade do oseltamivir nos pacientes com idade entre 30 a 39 anos foi superior ou inferior à efetividade verificada nesses outros grupos etários. Os resultados dessas avaliações estão apresentados na tabela 24.

Apesar da aparente diferença na efetividade do medicamento entre os grupos etários, o teste de Breslow-Day revela que essas diferenças não são significativas, pois apresentam valores de $p > 0,05$. Portanto, conclui-se que o oseltamivir foi igualmente efetivo em todas as faixas etárias.

TABELA 24 – COMPARAÇÃO DA EFETIVIDADE ENTRE OS GRUPOS ETÁRIOS SELECIONADOS

GRUPO	OSELTAMIVIR	DESFECHO		TOTAL	EFETIVIDADE (IC95%)	BRESLOW-DAY
		CURA	ÓBITO			
< 30 anos	Tratados	1207	65	1272	30,3	
	Não tratados	11	18	29	(13,7 – 66,7)	
30 a 39 anos	Tratados	183	46	229	22,7	0,672
	Não tratados	3	17	20	(6,33 – 83,3)	
30 a 39 anos	Tratados	183	46	229	22,7	
	Não tratados	3	17	20	(6,33 – 83,3)	
> 39 anos	Tratados	236	90	326	24,4	0,930
	Não tratados	4	37	41	(8,40 – 71,43)	

Na avaliação da efetividade em relação ao gênero (tabela 25), o teste de Breslow-Day revela que a diferença entre os grupos não é significativa ($p > 0,05$). Os resultados encontrados na análise univariada já haviam revelado que a variável gênero não apresentava relação com os desfechos. A pesquisa da efetividade nesses grupos contribui para a conclusão de que tanto a doença como a efetividade do oseltamivir foram semelhantes em ambos os gêneros.

TABELA 25 – COMPARAÇÃO DA EFETIVIDADE ENTRE OS GÊNEROS

GRUPO	OSELTAMIVIR	DESFECHO		TOTAL	OR (IC95%)	BRESLOW-DAY
		CURA	ÓBITO			
Masculino	Tratados	711	86	797	22,7	
	Não tratados	12	33	45	(11,4 – 45,5)	
						0,147
Feminino	Tratados	915	115	1030	52,6	
	Não tratados	6	39	45	(21,3 – 125,0)	

Além de claramente proporcionar maiores chances de cura em todos os subgrupos de pacientes pesquisados, o oseltamivir também apresenta como benefício o aumento do tempo de sobrevida na infecção, conforme ilustrado pela curva de sobrevida, caracterizada na figura 15. Nesses casos, o tempo de sobrevida foi obtido determinando-se o intervalo entre a data do início dos sintomas e a data do óbito, nos pacientes tratados e não tratados com oseltamivir que evoluíram a esse desfecho (n = 273).

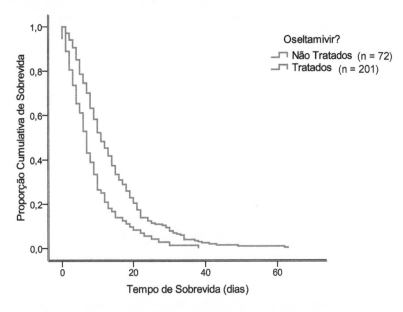

FIGURA 15 – CURVA DE KAPLAN-MEIER PARA ANÁLISE DE SOBREVIDA

Observa-se que os pacientes que receberam o medicamento apresentaram um tempo de sobrevida maior do que os pacientes que não foram tratados. Além disso, a observação deste gráfico e dos resultados apresentados na tabela 26 nos permite concluir que o tempo médio de evolução ao óbito pela infecção com o vírus da Nova Influenza A (H1N1), para os pacientes que não receberam o medicamento, foi de 8,6 dias. Já para os pacientes que foram tratados, este período aumentou para 13,8 dias, demonstrando a capacidade do oseltamivir em aumentar em cerca de 5,5 dias o tempo médio de sobrevida na infecção.

TABELA 26 – VALORES MÉDIOS DO TEMPO DE SOBREVIDA DE PACIENTES TRATADOS E NÃO TRATADOS COM OSELTAMIVIR

| | N | MÉDIA | | |
		TEMPO ESTIMADO (DIAS)	S.E.	IC95%
Não tratados	72	8,625	0,894	(6,873 - 10,377)
Tratados	201	13,861	0,745	(12,400 - 15,321)

S.E.: Erro padrão
IC: Intervalo de Confiança

Esses resultados demonstram que, mesmo no grupo de pacientes que evoluíram ao óbito, os indivíduos que foram tratados apresentaram maiores vantagens em relação aos que não receberam o tratamento, pois, além de efetivo na determinação da cura, o oseltamivir demonstrou a capacidade de prolongar em cerca de 5,5 dias o tempo médio de sobrevida dos pacientes doentes. Esse intervalo de tempo adicional pode possibilitar a adoção de outras medidas terapêuticas objetivando a cura do paciente.

Conforme observado na tabela 27, realizando os testes para verificação de igualdade entre a sobrevida dos pacientes tratados, comparados aos não tratados, todos apresentaram valores significativos ($p < 0,05$), ou seja, o oseltamivir aumenta significativamente o tempo de sobrevida dos pacientes tratados.

TABELA 27 – TESTES DE IGUALDADE NA DISTRIBUIÇÃO DAS SOBREVIDAS

TESTES	QUI-QUADRADO	p
Log Rank (Mantel-Cox)	17,914	0,000
Breslow (Wilcoxon Generalizado)	21,788	0,000
Tarone-Ware	20,765	0,000

5.7 AVALIAÇÃO DA RELAÇÃO ENTRE O TEMPO DECORRIDO DO INÍCIO DOS SINTOMAS ATÉ O INÍCIO DO TRATAMENTO

A avaliação do tempo médio decorrido entre o início dos sintomas e o início do tratamento, no grupo de pacientes que evoluiu para o desfecho cura e no grupo que evoluiu para o desfecho óbito, está representada na tabela 28. O resultado revelou que o tempo médio para início do tratamento nos pacientes curados foi 3,3 dias menor do que nos pacientes que foram a óbito.

TABELA 28 – COMPARAÇÃO DO TEMPO MÉDIO PARA INÍCIO DO TRATAMENTO NOS DOIS DESFECHOS

		TEMPO MÉDIO PARA INÍCIO DO TRATAMENTO (DIAS)	DESVIO PADRÃO
DESFECHOS	Cura	2,1	2,0
	Óbito	5,4	5,1

Esse resultado confirma que, apesar da comprovada importância do tratamento para a diminuição da probabilidade de óbito, o tempo para início do tratamento a partir do início dos sintomas é de extrema importância para assegurar maior efetividade do oseltamivir.

A literatura relata que a efetividade do oseltamivir é maior, se este for administrado dentro das primeiras 48 horas após o início dos sintomas. As análises estatísticas realizadas nesse estudo revelaram que esta variável apresenta correlação com os desfechos, apresentando valor de $p < 0,05$ no teste da correlação de Pearson. Além disso, os resultados indicaram que os pacientes que receberam o tratamento em até três dias após o início dos sintomas apresentaram significativamente maior proporção de cura do que os pacientes que foram tratados após este intervalo de tempo, conforme resultado obtido com o teste-z para comparação das proporções de cura e óbito nos diferentes intervalos de tempo para início do tratamento. Estes dados estão representados na tabela 29.

117

TABELA 29 – TAXAS DE CURA E ÓBITO, SEGUNDO O TEMPO PARA INÍCIO DO TRATAMENTO

Tempo para início do tratamento (dias)	N Cura	%	N Óbito	%	Teste-z
1	540	97,3	15	2,7	C > O
2	412	93,4	29	6,6	C > O
3	237	93,3	17	6,7	C > O
4	95	81,2	22	18,8	O > C
5	64	73,6	23	26,4	O > C
6	24	50,0	24	50,0	O > C
7	21	55,3	17	44,7	O > C
8	16	66,7	8	33,3	O > C
9	7	63,6	4	36,4	O > C
10	5	41,7	7	58,3	O > C
11	5	50,0	5	50,0	O > C
12	1	33,3	2	66,7	O > C
13	2	40,0	3	60,0	O > C
14	0	0	2	100,0	O > C
15	1	33,3	2	66,7	O > C
> 15	3	33,3	6	66,7	O > C

C: Cura
O: Óbito

Este resultado pode ser claramente observado na figura 16. Ao iniciar o tratamento em até 3 dias após o início dos sintomas, a prevalência de casos de cura é cerca de 20 a 55 vezes maior do que os casos de óbito. Do quarto ao quinto dia, a diferença observada entre os casos de cura e óbito ainda é cerca de 5 a 10 vezes maior. Após esse período, os casos de cura e óbito tornam-se equivalentes, tendo assim o medicamento pouca interferência na determinação dos desfechos.

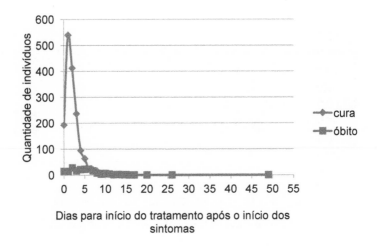

FIGURA 16 – OCORRÊNCIA DE CASOS DE CURA E ÓBITO AO LONGO O TEMPO PARA INÍCIO DO TRATAMENTO

Um gráfico da dispersão dos desfechos ao longo do tempo para início do tratamento, conforme ilustrado na figura 17, permite a clara observação de que a maior ocorrência de cura é observada quando o tratamento é iniciado em até cerca de 5 dias após o início dos sintomas. Quando o tempo para início do tratamento é de até dez dias após o início dos sintomas, as chances de óbito e cura alternam em valores médios proporcionais, com preponderância nas proporções de cura. Após o período de dez dias, observam-se maiores proporções de óbitos do que de cura e, após cerca de 15 dias, o medicamento torna-se irrelevante para a cura, pois são predominantes os casos de óbito. Além disso, é possível observar que os percentuais de cura são decrescentes com o transcorrer do tempo, ao passo que os percentuais de óbito são crescentes, conforme aumenta o intervalo de tempo entre o início dos sintomas e o início do tratamento, demonstrando mais uma vez a importância do tratamento precoce para a determinação da cura.

119

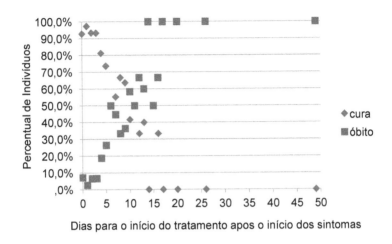

Dias para o início do tratamento apos o início dos sintomas

FIGURA 17 - GRÁFICO DA DISPERSÃO DOS DESFECHOS AO LONGO DO TEMPO PARA INÍCIO DO TRATAMENTO

A figura 18 ilustra um gráfico com a comparação do tempo para iniciar o tratamento entre o grupo que evoluiu para a cura e o grupo que evoluiu para o óbito, permitindo identificar o intervalo máximo de tempo a partir do início dos sintomas, em que faz diferença iniciar o tratamento com oseltamivir.

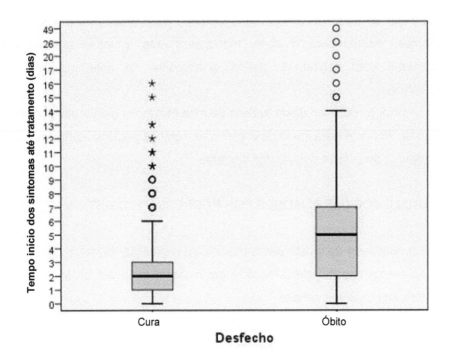

FIGURA 18 – COMPARAÇÃO ENTRE OS TEMPOS PARA INÍCIO DO TRATAMENTO NOS
DESFECHOS CURA E ÓBITO

Neste gráfico, a linha horizontal na caixa representa a mediana, e a
caixa representa o intervalo interquartis (50% do meio dos dados). As linhas
retas verticais (*whiskers*) estendem 1,5 vezes o intervalo interquartil acima e
abaixo dos percentis 75 e 25. Pacientes com resultados atípicos (*outliers*)
surgem acima desta linha. Observando estes resultados, conclui-se que a
efetividade do oseltamivir é maior se o tratamento for iniciado em até 3 dias
após o início dos sintomas, e, para assegurar maior probabilidade de cura, o
paciente deve ser tratado em um intervalo de tempo de até 6 dias. Intervalos
de tempo posteriores a este período dependerão mais da resistência
orgânica do indivíduo do que propriamente do medicamento, que passa a

atuar somente como coadjuvante. A maior parte dos pacientes, cujo tempo para início do tratamento superou o intervalo de 6 dias após o início dos sintomas, evoluiu para o óbito. Indubitavelmente, o início precoce do tratamento com oseltamivir reflete diretamente na determinação dos desfechos.

Assim, o resultado desta análise permite estrapolar significativamente o prazo de 48 horas para início do tratamento (referido pela literatura) para até 72 horas (3 dias) após o início dos sintomas.

5.8 QUALIDADE DAS ANÁLISES POR REGRESSÃO LOGÍSTICA

A qualidade do ajuste deste modelo de regressão logística indica que ele apresenta capacidade adequada em caracterizar quais os fatores que interferiram no desfecho óbito.

Na tabela 30, ilustrada abaixo, verificamos que a análise direcionada a passos, utilizando a estatística Wald, consumiu 13 passos até se obter o modelo final, e que o conjunto das variáveis selecionadas são significativas na explicação dos desfechos.

TABELA 30 – SIGNIFICÂNCIA DAS VARIÁVEIS MANTIDAS NO MODELO FINAL

		QUI-QUADRADO	p
	Step	-1,633	0,215
Step 13	Block	663,724	0,000
	Modelo	663,724	0,000

O modelo inicial, considerando apenas uma constante, apresentou uma taxa de acerto de 85,8%, utilizando um ponto de corte de 0,5. No entanto, o modelo de regressão logística para estimar quais os fatores que predispuseram ao óbito precisa ser mais assertivo na classificação, justificando a importância da inserção das outras variáveis no modelo. Ao final dos 13 passos, a taxa de acerto geral foi de 90,4%. Deste modo, o modelo final aumentou cerca de 5,4% a taxa de acerto na previsão do desfecho óbito.

A cada passo do método Backward, quando variáveis não significativas são excluídas, a estatística de probabilidade – 2log aumenta, indicando uma melhora no modelo final, comparado ao inicial. O R^2 de Cox & Snell e o pseudo R^2 de Nagelkerke no último passo dão uma estimativa da variância, mínima e máxima, respectivamente, que pode ser predita a partir da combinação das variáveis integrantes do modelo final. Portanto, este modelo pode explicar no minimo 29,3% e no máximo 52,4% os casos de óbito, conforme observado na tabela 31.

TABELA 31 – VARIÂNCIAS OBTIDAS AO LONGO DE CADA PASSO PARA A CONSTRUÇÃO DO MODELO FINAL

PASSOS	-2 LOG LIKELIHOOD	COX & SNELL R SQUARE	NAGELKERKE R SQUARE
1	895,782	0,296	0,530
2	895,795	0,296	0,530
3	895,892	0,296	0,530
4	896,089	0,296	0,530
5	896,477	0,296	0,530
6	897,109	0,296	0,529
7	897,878	0,295	0,529
8	898,537	0,295	0,528
9	899,317	0,295	0,528
10	900,752	0,294	0,527
11	902,513	0,294	0,526
12	903,954	0,293	0,525
13	905,587	0,293	0,524

O valor do teste de Hosmer e Lemeshow, ilustrado na tabela 32, mede a correspondência dos valores efetivos e previstos da variável dependente. Neste caso, o melhor ajuste do modelo é indicado por uma diferença menor na classificação observada e prevista. Um bom ajuste é indicado por um valor qui-quadrado não significativo, indicando que não houve diferença estatisticamente significativa entre as classificações observadas e previstas para todas as variáveis remanescentes no modelo final.

TABELA 32 - RESULTADOS DO TESTE DE HOSMER E LEMESHOW

PASSOS	QUI-QUADRADO	p
1	5,109	0,746
2	5,109	0,746
3	6,550	0,586
4	7,213	0,514
5	6,561	0,585
6	6,422	0,600
7	6,172	0,628
8	5,106	0,746
9	4,594	0,800
10	4,489	0,811
11	6,001	0,647
12	4,790	0,780
13	5,707	0,680

Além disso, conforme observado na coluna do erro padrão (S.E) das tabelas resultantes do modelo de regressão logística, todas as variáveis independentes, apresentaram valores compreendidos entre os limites de 0,001 – 5,0, indicando ausência de multicolinearidade nos dados. Todas essas medidas combinadas sugerem a aceitação do modelo do último passo como um modelo significante de regressão logística.

É importante considerar que um modelo de regressão bem ajustado e validado pode ser utilizado como ferramenta com caráter preditivo para o desfecho, a partir das características de um novo paciente a ser avaliado.

6. CONSIDERAÇÕES E LIMITAÇÕES DO ESTUDO

Somente foram considerados nesse estudo os casos positivos para a Nova Influenza A (H1N1) confirmados laboratorialmente por técnica de RT-PCR, conforme estabelecido pelo Ministério da Saúde. Entretanto, a casuística poderia ser mais elevada, caso fossem considerados também os casos positivos conforme diagnóstico clínico-epidemiológico. Além disso, dados de outras regiões do país podem apresentar diferenças em relação aos resultados observados nesse estudo, visto que a patogenicidade e a virulência da Influenza podem ser alterados por características tanto regionais como da população afetada.

Dentre as limitações de estudos retrospectivos, ressaltam-se as dificuldades de acurácia dos dados em registros médicos ou de saúde (viés de aferição).

A dispensação do oseltamivir foi responsabilidade dos serviços públicos de saúde, atendendo a protocolos de fornecimento do antiviral. A informação sobre a realização ou não do tratamento foi obtida do campo "observações" do formulário de notificação. O profissional responsável pelo atendimento do paciente deveria realizar o preenchimento do formulário e anotar se o paciente havia recebido ou não o medicamento, a dose dispensada e o tempo de tratamento. Entretanto, como os procedimentos foram estabelecidos durante a vigência da pandemia, a sistemática não foi adotada durante todo o período. Por esta razão, a forma de preenchimento dos formulários em relação ao medicamento sofreu variação ao longo do evento.

Na fase inicial da pandemia não se conhecia o suficiente sobre a doença e o protocolo de tratamento era restrito a alguns grupos de risco – nem todos os pacientes eram tratados. Segundo estabelecido nesses protocolos, a prescrição do oseltamivir foi inicialmente realizada somente para os pacientes que se enquadravam nas definições de caso suspeito ou confirmado e que tinham idade igual ou superior a 1 ano. Posteriormente, após a confirmação da transmissão sustentada do vírus no país, o Ministério da Saúde aumentou a disponibilidade do antiviral. Isto modificou a sua disponibilização, permitindo aos serviços de saúde a adoção do tratamento a todos os pacientes com base no diagnóstico clínico.

No Estado do Paraná, particularmente, houve dois períodos distintos durante a pandemia em relação ao oseltamivir. No início, em razão da quantidade de tratamentos disponibilizados pelo Ministério da Saúde, decidiu-se pelo tratamento dos casos mais graves. No início de agosto de 2009, quando o antiviral foi disponibilizado em maior escala aos serviços de saúde, por meio de distribuição pelo Ministério da Saúde à Secretaria de Estado da Saúde do Paraná, tanto casos suspeitos como confirmados passaram a ser tratados. Por esse motivo, é comparativamente menor o número de pacientes não tratados em relação aos pacientes tratados. Houve pacientes confirmados laboratorialmente e que não receberam o tratamento por duas condições: ou foram a óbito sem procurar auxílio médico, sendo classificados *pós-mortem* como casos confirmados da infecção, ou eram casos ocorridos no período inicial da pandemia, quando não havia medicamento disponibilizado para tratar todos os casos.

Durante o período de 7 de agosto a 31 de dezembro de 2009, foram distribuídos 79.762 tratamentos adultos (cápsulas) e 28.195 tratamentos infantis (suspensão oral) do oseltamivir. No entanto, grande parte dos formulários de notificação não apresentava informações acerca do uso ou não do oseltamivir, impossibilitando a inclusão desses pacientes na verificação da efetividade do tratamento. Cabe ressaltar, que o preenchimento dos formulários de notificação e a coleta de informações foram realizados durante a vigência da pandemia. Neste período, o volume de trabalho a ser realizado e os recursos humanos disponíveis muitas vezes impossibilitavam o registro adequado. Alguns serviços conseguiram se

126

organizar, mas muitos não possuíam equipe suficiente para fazê-lo, contribuindo assim para um registro não completo. Assim, não houve possibilidade de utilização dos dados de todos os formulários, sendo restrita a coleta àqueles que se encontravam corretamente preenchidos.

7. CONCLUSÕES

• O oseltamivir foi efetivo no tratamento da Nova Influenza A (H1N1)/2009.

• A redução do número de casos, após o início das campanhas de informação, sugere que a educação e a informação da população são ferramentas de extrema importância no controle efetivo de uma pandemia de veiculação respiratória. Esses dados permitem concluir que instruir o indivíduo ao seu autocuidado é uma ferramenta importante na prevenção e controle de uma pandemia.

• A maioria dos pacientes eram adultos jovens, saudáveis, brancos e com predominância do sexo feminino. A maior parte dos indivíduos não tratados com oseltamivir e que apresentavam fatores de risco, evoluiu ao desfecho óbito.

• A sintomatologia foi classificada em: sintomas mais frequentes - febre, tosse, mialgia, coriza, calafrio e dor de garganta; de frequência moderada - dispnéia, artralgia e cefaleia; ocasionais - diarreia, conjuntivite e vômito; raros - náuseas, dor torácica, dor abdominal, prostração/astenia, dor retro-orbitária e hemoptise. Houve diferenças nas proporções de ocorrência dos sintomas em todas as faixas etárias.

• Os fatores faixa etária, escolaridade, número de comorbidades associadas, cardiopatias, nefropatias, imunodepressão, tabagismo, diabetes, obesidade, hipertensão arterial, a presença de diarreia, dispneia, hemoptise e pneumonia foram as características relacionadas ao indivíduo que predispuseram o paciente ao óbito, ao aumentar as razões de chance para a ocorrência deste evento.

• O tratamento com oseltamivir apresentou-se como um fator de proteção ao óbito, aumentando em 32,3 vezes a chance de cura dos pacientes tratados e sendo efetivo em todos os grupos avaliados. Entretanto, a efetividade foi significativamente reduzida nos pacientes tabagistas, quando comparados aos não tabagistas. Outro benefício do tratamento com oseltamivir foi o aumento do tempo de sobrevida em 5,5 dias.

- A efetividade foi significativamente maior quando o tratamento foi iniciado em até três dias após o início dos sintomas. Entretanto, o tratamento ainda foi relevante se realizado em no máximo 5 a 10 dias após o início dos sintomas. Após o período de 15 dias, o uso do medicamento tornou-se irrelevante para cura.

8. REFERÊNCIAS

AL DAHOUK, S. *et al.* Laboratory-based diagnosis of brucellosis--a review of the literature. Part II: serological tests for brucellosis. **Clin Lab**, v. 49, n. 11-12, p.577-89, 2003.

ALIJA, F. J. R. La gripe. **Revista Médica de Homeopatía**, v. 2, n. 3, p.127-136, 2009.

ANVISA. Alerta SNVS/Anvisa/Nuvig/GFarm nº 3, de11 de agosto de 2009. O uso do oseltamivir (Tamiflu®) em crianças menores de 1 ano de idadeDisponível em < http://portal.anvisa.gov.br/wps/portal/anvisa/posuso/farmaco vigilancia> Acesso em 30 março 2010.

AVELLÓN, A. *et al.* Widespread Oseltamivir Resistance in Influenza A Viruses (H1N1), South Africa. **Emerging Infectious Diseases**, v. 14, n. 11, p.1809-1810, 2008.

BADIA LLACH, X. *et al.* [Study of flu costs]. **Aten Primaria**, v. 38, n. 5, p.260-7, 2006.

BAUTISTA, E. *et al.* Clinical aspects of pandemic 2009 Influenza A (H1N1) virus infection. **N Engl J Med**, v. 362, n. 18, p.1708-19, 2010.

BAZ, M. *et al.* Activity of the Oral Neuraminidase Inhibitor A-322278 against the Oseltamivir-Resistant H274Y (A/H1N1) Influenza Virus Mutant in Mice. **American Society for Microbiology**, v. 53, n. 2, p.791–793, 2009.

BOMBARDIER, C.; MAETZEL, A. Pharmacoeconomic evaluation of new treatments: efficacy versus effectiveness studies? **Ann Rheum Dis**, v. 58 Suppl 1, n., p.l82-5, 1999.

BOWLES, N. E. *et al.* Detection of viruses in myocardial tissues by polymerase chain reaction. evidence of adenovirus as a common cause of myocarditis in children and adults. **J Am Coll Cardiol**, v. 42, n. 3, p.466-72, 2003.

BRASIL. **Protocolo de Manejo Clínico e Vigilância Epidemiológica da Influenza** M. D. Saúde, S. D. V. E. Saúde. MINISTÉRIO DA SAÚDE, S. D. V. E. S.: 32 p. 2009.

BRIMS, F. J.; DAVIES, H. E.; LEE, Y. C. Respiratory chest pain: diagnosis and treatment. **Med Clin North Am**, v. 94, n. 2, p.217-32, 2010.

CALABRESE, F. et al. Overexpression of tumor necrosis factor (TNF)alpha and TNFalpha receptor I in human viral myocarditis: clinicopathologic correlations. **Mod Pathol**, v. 17, n. 9, p.1108-18, 2004.

CALFEE, D. P.; HAYDEN, F. G. New approaches to Influenza chemotherapy. Neuraminidase inhibitors. **Drugs**, v. 56, n. 4, p.537-53, 1998.

CBCD. Centro Brasileiro de Classificação de Doenças. Boletim do Centro Colaborador da OMS para a classificação de doenças em português [Internet]. Julho a Dezembro de 2002 [acessado em 03 Nov. 2009];23(2). Disponível em: http://hygeia.fsp.usp.br/~cbcd/.

CHANG, L. Y. et al. Novel swine-origin Influenza virus A (H1N1): the first pandemic of the 21st century. **J Formos Med Assoc**, v. 108, n. 7, p.526-32, 2009.

CIOC, A. M.; NUOVO, G. J. Histologic and in situ viral findings in the myocardium in cases of sudden, unexpected death. **Mod Pathol**, v. 15, n. 9, p.914-22, 2002.

COUTINHO, E. S. F, HUF, G. & BLOCH, K. V. Ensaios clínicos pragmáticos: Uma opção na construção de evidências em saúde. **Cad Saude Publica**, 19(4), 1189-1193, 2003.

CRUZ-CANETE, M. et al. [Influenza virus in pediatrics. A reason for hospitalization]. **Enferm Infecc Microbiol Clin**, v. 25, n. 3, p.177-83, 2007.

CUNHA, B. A. Osler on typhoid fever: differentiating typhoid from typhus and malaria. **Infect Dis Clin North Am**, v. 18, n. 1, p.111-25, 2004.

DE MATEO, S.; LARRAURI, A.; MESONERO, C. [Influenza surveillance. New solutions to an old problem]. **Gac Sanit**, v. 20, n. 1, p.67-73, 2006.

DO AMARAL, C. N. et al. [Importance of clinical and laboratory profiles for the differential diagnosis of malaria and acute viral hepatitis]. **J Pediatr (Rio J)**, v. 79, n. 5, p.429-34, 2003.

DONABEDIAN, A. The definition of quality: A conceptual exploration. In: Explorations in Quality Assessment and Monitoring (A. Donabedian), **Michigan: Health Administration Press,** vol. I, pp. 3-31, Ann Arbor, 1980

DONALDSON, L. et al. Mortality from pandemic A/H1N1 2009 Influenza in England: public health surveillance study. **BMJ**, v. 339, n. b5213, 2009.

DORINSKY, P. M.; GADEK, J. E. Multiple organ failure. **Clin Chest Med**, v. 11, n. 4, p.581-91, 1990.

DOS SANTOS, A. G.; BEREZIN, E. N. [Comparative analysis of clinical and laboratory methods for diagnosing streptococcal sore throat]. **J Pediatr (Rio J)**, v. 81, n. 1, p.23-8, 2005.

DUARTE, P. *et al.* Pacientes com infecção por vírus A (H1N1) admitidos em unidades de terapia intensiva do Estado do Paraná, Brasil. **Rev Bras Ter Intensiva**, v. 21, n. 3, p.231-236, 2009.

DUTKOWSKI, R. Oseltamivir in seasonal Influenza: cumulative experience in low- and high-risk patients. **J Antimicrob Chemother**, v. 65 Suppl 2, n., p.ii11-ii24, 2010.

FAÇANHA, M. N. C.; PINHEIRO, A. C. Doenças respiratórias agudas em serviços de saúde entre 1996 e 2001, Fortaleza, CE. **Rev Saúde Pública**, v. 38, n., p.346-350, 2004.

FATIMA, A. *et al.* Ácidos siálicos: da compreensão do seu envolvimento em processos biológicos ao desenvolvimento de fármacos contra o agente etiológico da gripe. **Quím. Nova** [online], vol.28, n.2, pp. 306-316, 2005.

FDA, F. A. D. A. **TAMIFLU - oseltamivir phosphate. Hoffmann-La Roche Inc.** Official monograph. 2009.

FICA, A. Influenza: Una revisión de su quimioprofilaxis y terapéutica anti viral. **Rev Chil Infect**. Chile. 18(2): 127-131 p. 2001.

FORLEO-NETO, E. *et al.* [Influenza]. **Rev Soc Bras Med Trop**, v. 36, n. 2, p.267-74, 2003.

FREEBORN, D. K. & GREENLICK, M. R. Evaluation of te performance of ambulatory care system: research requirementes and opportunities. **Medical Care**, 11 (supplement): 68-75, 1973.

FUKE, C.; IHAMA, Y.; MIYAZAKI, T. Analysis of oseltamivir active metabolite, oseltamivir carboxylate, in biological materials by HPLC-UV in a case of death following ingestion of Tamiflu. **Legal Medicine**, v.10, p.83–87, 2008.

GAMBLIN, S. J.; SKEHEL, J. J. Influenza hemagglutinin and neuraminidase membrane glycoproteins. **J Biol Chem**, v. 285, n. 37, p.28403-9, 2010.

GARCÍA, A. H.; SÁNCHEZ, N. G.; MARTÍ, A. T. Influenza A (H1N1): manifestaciones clínicas e indicaciones profilácticas y terapéuticas. **Archivos de Bronconeumología**, v. 46, n. Supplement 2, p.19-23, 2010.

GATHERER, D. The 2009 H1N1 Influenza outbreak in its historical context. **J Clin Virol**, v. 45, n. 3, p.174-8, 2009.

GERLOFF, N. *et al.* Genomic Diversity of Oseltamivir-Resistant Infuenza Virus A (H1N1), Luxembourg, 2007–08 **Emerging Infectious Diseases**, v. 15, n. 9, p.1523-1524, 2009.

GREAVES, K. *et al.* The prevalence of myocarditis and skeletal muscle injury during acute viral infection in adults: measurement of cardiac troponins I and T in 152 patients with acute Influenza infection. **Arch Intern Med**, v. 163, n. 2, p.165-8, 2003.

HAIR, J. F. *et al.* **Multivariate data analysis**. 5.ed. New Jersey: Prentice-Hall, 1998.

HANSHAOWORAKUL, W. *et al.* Severe Human Influenza Infections in Thailand: Oseltamivir Treatment and Risk Factors for Fatal Outcome. **Pols One**, v. 4, n. 6, 2009.

HAUGE, S. *et al.* Oseltamivir-Resistant Influenza Viruses A (H1N1), Norway, 2007–08. **Emerging Infectious Diseases**, v. 15, n. 2, p.155-162, 2009.

HAYDEN, F. G. *et al.* Use of the oral neuraminidase inhibitor oseltamivir in experimental human Influenza: randomized controlled trials for prevention and treatment. **Jama**, v. 282, n. 13, p.1240-6, 1999.

HO, T. S.; WANG, S. M.; LIU, C. C. Historical review of pandemic Influenza A in Taiwan, 2009. **Pediatr Neonatol**, v. 51, n. 2, p.83-8, 2010.

HOSMER, D. W.; LEMESHOW, S. **Applied Logistic Regression.** New York: Wiley 1989.

HUI, D. S.; LEE, N.; CHAN, P. K. Clinical management of pandemic 2009 Influenza A(H1N1) infection. **Chest**, v. 137, n. 4, p.916-25, 2010.

ISON, M. G. *et al.* Cardiac findings during uncomplicated acute influenza in ambulatory adults. **Clin Infect Dis**, v. 40, p.415–22, 2005.

JEFFERSON, T. *et al.* Neuraminidase inhibitors for preventing and treating Influenza in healthy adults: systematic review and meta-analysis. **BMJ**, v. 339, n., p.b5106, 2009.

KAJI, M. *et al.* Elevated serum myosin light chain I in Influenza patients. **Intern Med**, v. 40, n. 7, p.594-7, 2001.

KAZDIN, A.E. Evidence-based psychotherapies for children and adolescents: strategies, strenghts, and limitations. In: Remschmidt, H.; Belfer, M.L.; Goodyer, I. *Facilitating pathways*: care, treatment and prevention in child and adolescent mental health. Springer, Berlin, 2004.

KHAZENI, N. *et al.* Systematic review: safety and efficacy of extended-duration antiviral chemoprophylaxis against pandemic and seasonal Influenza. **Ann Intern Med**, v. 151, n. 7, p.464-73, 2009.

KUIKEN, T.; TAUBENBERGER, J. K. Pathology of human Influenza revisited. **Vaccine**, v. 26 Suppl 4, n., p.D59-66, 2008.

LAVER, W. G.; BISCHOFBERGER, N.; WEBSTER, R. G. Disarming flu viruses. **Sci Am**, v. 280, n. 1, p.78-87, 1999.

MACHADO, A. Infecção pelo vírus Influenza A (H1N1) de origem suína: como reconhecer, diagnosticar e prevenir. **J Bras Pneumol**, v. 35, n. 5, p.464-469, 2009.

MAMAS A. M.; FRASER D.; NEYSES, L. Cardiovascular manifestations associated with influenza virus infection. **International Journal of Cardiology**, v.130, p.304–309, 2008.

MATROSOVICH, M. *et al.* Early alterations of the receptor-binding properties of H1, H2, and H3 avian Influenza virus hemagglutinins after their introduction into mammals. **J Virol**, v. 74, n. 18, p.8502-12, 2000.

MONTANE, E.; LECUMBERRI, J.; PEDRO-BOTET, M. L. [Influenza A, pregnancy and neuraminidase inhibitors.]. **Med Clin (Barc)**, v., n., 2010.

MORENS, D. M.; TAUBENBERGER, J. K.; FAUCI, A. S. The persistent legacy of the 1918 Influenza virus. **N Engl J Med**, v. 361, n. 3, p.225-9, 2009.

MORGAN, G. A.; GRIEGO, O. V. **Easy use and interpretation of SPSS for Windows: answering research questions with statistics.** New Jersey: Lawrence Erlbaum, 1998.

NASH, J. M., MCCRORY, D., & NICHOLSON, R. A. Efficacy and effectiveness approaches in behavioral treatment trials. **Headache: The Journal of Head and Face Pain**, 45, 507–512, 2005.

NEUMANN, G.; NODA, T.; KAWAOKA, Y. Emergence and pandemic potential of swine-origin H1N1 Influenza virus. **Nature**, v. 459, n. 7249, p.931-9, 2009.

NGUYEN-VAN-TAM, J. S. *et al.* Risk factors for hospitalisation and poor outcome with pandemic A/H1N1 influenza: United Kingdom first wave (MayeSeptember 2009). **Thorax**, v.65, p.645-651, 2010.

NITA, M. E. *et al.* **Avaliação de Tecnologias em Saúde: Evidência Clínica, Análise Econômica e Análise de Decisão**. ed. Porto Alegre: Artmed, 2010.

OLLENDICK, T.H. Empirically supported treatments: promises and pitfalls. **Clin Psychol** 52:1-3, 1999.

OXFORD, J. S.; LAMBKIN, R. Targeting Influenza virus neuraminidase--a new strategy for antiviral therapy. **Drug Discovery Today**, v. 3, n. 10, p.448-456, 1998.

PEBODY, R. G. *et al.* Pandemic Influenza A (H1N1) 2009 and mortality in the United Kingdom: risk factors for death, April 2009 to March 2010. **Euro Surveill**, v. 15, n. 20, 2010.

PEIRIS, J. S.; POON, L. L.; GUAN, Y. Emergence of a novel swine-origin Influenza A virus (S-OIV) H1N1 virus in humans. **J Clin Virol**, v. 45, n. 3, p.169-73, 2009.

PIELAK, R. M.; CHOU, J. J. Influenza M2 proton channels. **Biochim Biophys Acta**, v. 1808, n. 2, p.522-9, 2011.

REBELO-DE-ANDRADE, H.; ZAMBON, M. C. Different diagnostic methods for detection of Influenza epidemics. **Epidemiol Infect**, v. 124, n. 3, p.515-22, 2000.

REDDY, D. Responding to pandemic (H1N1) 2009 Influenza: the role of oseltamivir. **J Antimicrob Chemother**, v. 65 Suppl 2, n., p.ii35-ii40, 2010.

RESTREPO, M. I.; MAZO, M.; ANZUETO, A. Gripe A (H1N1). Experiência de Estados Unidos. **Archivos de Broncopneumología**, v. 46, n. Supplement 2, p.13-18, 2010.

REVICKI, D. A.; FRANK, L. Pharmacoeconomic evaluation in the real world. Effectiveness versus efficacy studies. **Pharmacoeconomics**, v. 15, n. 5, p.423-34, 1999.

RUSSELL, R. J. *et al.* H1 and H7 Influenza haemagglutinin structures extend a structural classification of haemagglutinin subtypes. **Virology**, v. 325, n. 2, p.287-96, 2004.

_____. Structure of Influenza hemagglutinin in complex with an inhibitor of membrane fusion. **Proc Natl Acad Sci U S A**, v. 105, n. 46, p.17736-41, 2008.

SILVA, L. M. V. & FORMIGLI, V. L. A. Avaliação em Saúde: Limites e Perspectivas. **Cad. Saúde Públ.**, Rio de Janeiro, 10 (1): 80-91, jan/mar, 1994.

SCHNITZLER, S. U.; SCHNITZLER, P. An update on swine-origin Influenza virus A/H1N1: a review. **Virus Genes**, v. 39, n. 3, p.279-92, 2009.

SESA. **Plano Estadual de Contingência do Paraná para o Enfrentamento de uma Pandemia de Influenza.** . PARANÁ, S. D. E. D. S. D.: 121 p. 2009.

_____. **Nova Gripe. Influenza A (H1N1).** Disponível em: http://www.novagripe.pr. gov.br/. Acesso em 10 maio 2010.

SHARMA, S. **Applied multivariate techniques**. New York: John Wiley & Sons, 1996.

SHUN-SHIN, M. *et al.* Neuraminidase inhibitors for treatment and prophylaxis of Influenza in children: systematic review and meta-analysis of randomised controlled trials. **BMJ**, v. 339, n., p.b3172, 2009.

SKEHEL, J. J.; WILEY, D. C. Receptor binding and membrane fusion in virus entry: the Influenza hemagglutinin. **Annu Rev Biochem**, v. 69, p.531-69, 2000.

SMITH, S. A.; POLAND, G. A. Use of Influenza and pneumococcal vaccines in people with diabetes. **Diabetes Care**, v. 23, n. 1, p.95-108, 2000.

SUBRAMANIAN, Anand; SILVA, Luiz Bueno da and COUTINHO, Antonio Souto. Aplicação de método e técnica multivariados para previsão de variáveis termoambientais e perceptivas. **Prod.** [online]. v.17, n.1, pp. 52-70, 2007.

SULLIVAN, H. J. *et al*. Evaluation of an epitope-blocking enzyme-linked immunosorbent assay for the detection of antibodies to Influenza A virus in domestic and wild avian and mammalian species. **J Virol Methods**, v. 161, n. 1, p.141-6, 2009.

TANAKA, T.; NAKAJIMA, K.; MURASHIMA, A. Safety of neuraminidase inhibitors against novel Influenza A (H1N1) in pregnant and breastfeeding women. **CMAJ**, v. 181, n. 1-2, p.55-58, 2009.

TEIXEIRA LDE, A. *et al*. [Persistence of dengue symptoms in patients in Uberaba, Minas Gerais State, Brazil]. **Cad Saude Publica**, v. 26, n. 3, p.624-30, 2010.

TREANOR, J. J. *et al*. Efficacy and safety of the oral neuraminidase inhibitor oseltamivir in treating acute Influenza: a randomized controlled trial. US Oral Neuraminidase Study Group. **Jama**, v. 283, n. 8, p.1016-24, 2000.

TUMPEY, T. M.; BELSER, J. A. Resurrected pandemic Influenza viruses. **Annu Rev Microbiol**, v. 63, n., p.79-98, 2009.

VAQUE RAFART, J.; GIL CUESTA, J.; BROTONS AGULLO, M. [Main features of the new Influenza virus a pandemic (H1N1)]. **Med Clin (Barc)**, v. 133, n. 13, p.513-21, 2009.

WHO, World Health Organization. **Pandemic (H1N1) 2009 - update 91.** Disponível em:http://www.who.int/csr/don/2010_03_12/en/index.html. Acesso em: 14 jun 2010.

_____. **DESCRIÇÃO DAS FASES DE PANDEMIA E PRINCIPAIS ACÇÕES POR FASE (OMS).** 2010a. Disponivel em: http://www.lis.ulusiada.pt/Portals/eLusiada/ DocsExternos/Eventos/Doc/fases_pandemia.pdf. Acesso em: 20 jun 2010a.

9. ANEXOS

ANEXO 1

Formulário de notificação - FICHA DE INVESTIGAÇÃO INFLUENZA HUMANA POR NOVO SUBTIPO (PANDÊMICO).

Disponível na base de dados do SINAN (Sistema de Informação de Agravos de Notificação) – DATASUS.

ANEXO 2

Parecer de aprovação do CEP-SD

SINAN
SISTEMA DE INFORMAÇÃO DE AGRAVOS DE NOTIFICAÇÃO

Nº

FICHA DE INVESTIGAÇÃO **INFLUENZA HUMANA POR NOVO SUBTIPO (PANDÊMICO)**

CASO SUSPEITO DE INFLUENZA HUMANA POR NOVO SUBTIPO (PANDÊMICO):
Todo paciente procedente de área afetada que apresente temperatura >= 38ºC E tosse OU dor de garganta OU dispnéia.

Dados Gerais

1 Tipo de Notificação
2 - Individual

2 Agravo/doença
INFLUENZA HUMANA POR NOVO SUBTIPO (PANDÊMICO)
Código (CID) J11
3 Data da Notificação

4 UF | 5 Município de Notificação
Código (IBGE)

6 Unidade de Saúde (ou outra fonte notificadora)
Código
7 Data dos Primeiros Sintomas

Notificação Individual

8 Nome do Paciente
9 Data de Nascimento

10 (ou) Idade
1 - Hora
2 - Dia
3 - Mês
4 - Ano

11 Sexo M - Masculino
F - Feminino
I - Ignorado

12 Gestante
1-1ºTrimestre 2-2ºTrimestre 3-3ºTrimestre
4- Idade Gestacional Ignorada 5-Não 6- Não se aplica
9-Ignorado

13 Raça/Cor
1-Branca 2-Preta 3-Amarela
4-Parda 5-Indígena 9- Ignorado

14 Escolaridade
0-Analfabeto 1-1ª a 4ª série incompleta do EF (antigo primário ou 1º grau) 2-4ª série completa do EF (antigo primário ou 1º grau)
3-5ª à 8ª série incompleta do EF (antigo ginásio ou 1º grau) 4-Ensino fundamental completo (antigo ginásio ou 1º grau) 5-Ensino médio incompleto (antigo colegial ou 2º grau)
6-Ensino médio completo (antigo colegial ou 2º grau) 7-Educação superior incompleta 8-Educação superior completa 9-Ignorado 10- Não se aplica

15 Número do Cartão SUS
16 Nome da mãe

Dados de Residência

17 UF | 18 Município de Residência
Código (IBGE)
19 Distrito

20 Bairro
21 Logradouro (rua, avenida,...)
Código

22 Número
23 Complemento (apto., casa, ...)
24 Geo campo 1

25 Geo campo 2
26 Ponto de Referência
27 CEP

28 (DDD) Telefone
29 Zona 1 - Urbana 2 - Rural
3 - Periurbana 9 - Ignorado
30 País (se residente fora do Brasil)

Dados Complementares do Caso

Antecedentes Epidemiológicos

31 Data da Investigação
32 Ocupação

33 Recebeu Vacina contra Gripe
1 - Sim 2 - Não 9 - Ignorado
34 Se sim, data da última dose
35 Recebeu Vacina Anti-Pneumocócica
1 - Sim 2 - Não 9 - Ignorado

36 Se sim, data da última dose
37 Contato com Caso Suspeito ou Confirmado de Influenza Humana por Novo Subtipo (até 10 dias antes do início dos sinais e sintomas)
01 - Domicílio 05 - Posto de Saúde/Hospital 09 - Ignorado
02 - Vizinhança 06 - Outro Estado/Município 10 - Meio de Transporte _____
03 - Trabalho 07 - Sem História de Contato 11 - Outro _____
04 - Creche/Escola 08 - Outro País

38 Informações sobre Deslocamento (datas e locais freqüentados no período de até 10 dias antes do início dos sinais e sintomas)

Data	UF	Município/Localidade	País	Meio de Transporte

39 Contato com Aves Doentes ou Mortas até 10 dias antes do início dos sinais e sintomas?
1 - Sim 2 - Não 9 - Ignorado
40 UF
41 Nome do Município
42 País

Dados Clínicos

43 Sinais e Sintomas 1 - Sim 2 - Não 9 - Ignorado

Febre	Dispnéia	Mialgia	Diarréia
Tosse	Dor de Garganta	Conjuntivite	Outros _____
Calafrio	Artralgia	Coriza	

44 Comorbidade
1 - Sim 2 - Não 9 - Ignorado

Cardiopatia crônica	Renal Crônico	Imunodeprimido	Doença Metabólica Crônica
Pneumopatia crônica	Hemoglobinopatia	Tabagismo	Outros _____

Atendimento

45 Ocorreu Hospitalização
1 - Sim 2 - Não 9 - Ignorado

46 Data da Internação

47 UF

48 Município do Hospital
Código (IBGE)

49 Nome do Hospital
Código

Dados Laboratoriais

PCR

50 Data da Coleta

51 Tipo de Amostra
1 - Secreção de Nasofaringe 4 - Tecido pós-mortem 9 - Ignorado
2 - Lavado Bronco-alveolar 5 - Soro
3 - Fezes 6 - Outro _____

52 Resultado
1 - Positivo 3 - Inconclusivo
2 - Negativo 4 - Não realizado

53 Diagnóstico Etiológico
1 - Influenza por novo subtipo viral (pandêmico)
3 - Influenza B Sazonal 4 - Influenza Aviária
2 - Influenza A Sazonal
5 - Outro Agente Infeccioso

54 Tipo
H   N

CULTURA

55 Data da Coleta

56 Tipo de Amostra
1 - Secreção de Nasofaringe 4 - Tecido pós-mortem 9 - Ignorado
2 - Lavado Bronco-alveolar 5 - Soro
3 - Fezes 6 - Outro _____

57 Resultado
1 - Positivo 3 - Não realizado
2 - Negativo

INIBIÇÃO DA HEMAGLUTINAÇÃO

58 Data da Coleta

59 Resultado
1 - Positivo 2 - Negativo 3 - Inconclusivo 4 - Não realizado

60 Diagnóstico Etiológico
1 - Influenza por novo subtipo viral (pandêmico)
3 - Influenza B Sazonal 4 - Influenza Aviária
2 - Influenza A Sazonal
5 - Outro Agente Infeccioso

61 Tipo
H   N

RAIO X TÓRAX

62 Data da Realização

63 Se sim, resultado
1 - Normal 2 - Infiltrado intersticial 3 - Consolidação 4 - Misto 5 - Outros _____

Conclusão

64 Classificação Final
1 - Influenza por Novo Subtipo Viral 3 - Descartado
2 - Outro agente infeccioso _____

65 Critério de Confirmação
1 - Laboratorial 2 - Clínico-Epidemiológico

Local Provável de Fonte de Infecção

66 O caso é autóctone do município de residência?
1-Sim 2-Não 3-Indeterminado

67 UF

68 País

69 Município
Código (IBGE)

70 Distrito

71 Bairro

72 Doença Relacionada ao Trabalho
1 - Sim 2 - Não 9 - Ignorado

73 Evolução do Caso
1 - Cura 2- Óbito por Influenza 3- Óbito por outras causas 9- Ignorado

74 Data do Óbito

75 Data do Encerramento

Observações Adicionais

Investigador

Município/Unidade de Saúde

Cód. da Unid. de Saúde

Nome

Função

Assinatura

Influenza humana por novo subtipo (pandêmico)

Sinan NET

SVS   18/09/2006

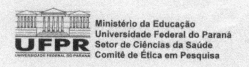

Ministério da Educação
Universidade Federal do Paraná
Setor de Ciências da Saúde
Comitê de Ética em Pesquisa

Curitiba, 30 de julho de 2010.

Ilmo (a) Sr. (a)
Luana Lenzi

Nesta

Prezado (a) Pesquisador (a),

 Comunicamos que o Projeto de Pesquisa intitulado **"Avaliação da eficácia e segurança do oseltamivir no tratamento da influenza A (HIN1) no Estado do Paraná"**, está de acordo com as normas éticas estabelecidas pela Resolução CNS 196/96, foi analisado pelo Comitê de Ética em Pesquisa do Setor de Ciências da Saúde da UFPR, em reunião realizada no dia 23 de junho de 2010 e apresentou pendência(s). Pendência(s) apresentada(s), documento(s) analisado(s) e projeto aprovado em 29 de julho de 2010.

 Registro **CEP/SD:** 938.063.10.06 **CAAE:** 0038.0.091.000-10

Conforme a Resolução CNS 196/96, solicitamos que sejam apresentados a este CEP, relatórios sobre o andamento da pesquisa, bem como informações relativas às modificações do protocolo, cancelamento, encerramento e destino dos conhecimentos obtidos.

Data para entrega do relatório final ou parcial: 29/01/2011.

Atenciosamente

Profa. Dra. Liliana Maria Labronici
Coordenadora do Comitê de Ética em Pesquisa
Setor de Ciências da Saúde/UFPR

Prof². Dra. Liliana Maria Labronici
Coordenador do Comitê de Ética
em Pesquisa - 30/06/08

Rua Padre Camargo,280 – Alto da Glória – Curitiba-Pr. – CEP:80060-240
Fone/fax: 41-360-7259 – e-mail: cometica.saude@ufpr.br

141

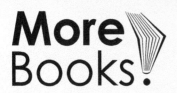
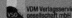